理学療法白書 2023

公益社団法人
日本理学療法士協会
JPTA　Japanese Physical Therapy Association

「理学療法白書 2023」発刊にあたって

公益社団法人 日本理学療法士協会 会長　斉藤秀之

　「白書white paper」とは、政府が国政の各分野の現状と課題を総括して報告書の形で広く国民に提示する公文書、あるいは現状と課題報告にとどまらず、その対策そして将来の展望などを国民に知らせるために発行する刊行物です。「理学療法白書」は、執筆者個人の見解や思いに偏らない基本執筆ならびに編集方針の変更のもと、前年度に本会として実施した事業のうち、広く国民に提示する事業を公文書として刊行する位置づけとしました。この方針は「理学療法白書2018」から始まり、今回で6年目を迎えます。

　さて、今回お届けする「理学療法白書2023」は、「理学療法士を取り巻く環境」「理学療法士の養成と生涯学習」「活躍する理学療法士」「国際的な取り組み」「資料・統計」の昨年見直した章立て、および「トピックス」を加えた6章で構成し、読者にわかりやすいようにカラー図表を多く用いることは継続し、頁数は154頁となりました。

　私は令和3(2021)年6月5日に第9代会長に就任し、1期目の最終年度である令和4(2022)年度は、第8代会長時代から引き継いだいくつかの大きな事業の完成年度、再出発年度であり、新たな事業とともに、円滑な業務執行のため新たな体制づくりに向けて試行錯誤した1年でした。

　完成年度、再出発年度から引き継いだ大きな事業とは、「見直した生涯学習制度の運用開始」「日本理学療法学会連合と12の分科学会の法人化(協会からの独立)」「それらと連動する会員管理システムの運用開始」の3つに集約できます。いずれも、私が会長に就任してからの大きな方針として打ち出した「ネクスト10の樹を植える」に該当する事業であり、今後の定着・成熟、さらにはその成果に関して、大いに期待するところです。また、理学療法ハンドブック全18巻完結、日本理学療法士協会雑誌Up to Date創刊などの事業には一区切りがつき、新たな本会の学術団体雑誌のデジタル媒体での発刊も実現しました。

　さて、令和3(2021)年、国の補正予算として実施された「看護職員等処遇改善事業補助金」の運用は、対象となった施設の約3割の理学療法士に適用されました。この経験をもとに、さらに本会の政策提言活動の強化に努めるため、令和6(2024)年のトリプル改定に向けた提案・調整に向けて、従来以上に重厚な体制を構築するとともに、障害福祉サービス報酬に対しても、初めて正式な体制を構築しました。国への概算要求や予算編成・税制改正要望に係る年間スケジュールの構築作業にも取り組み、本会の政策提言事業の骨子づくりの緒に就き、理学療法士の国会議員が継続して存在することも実現しました。

　最後に、国民全世代の健康と幸福を実現するため、「尊厳のある自立」とその「くらし」を守る本会の理念に則り、質が保証された理学療法士を国民に開放する必要があります。「生活(人生)の質と動きの可能性(ポテンシャル)を見極め、また最大化する」理学療法の役割を、この白書から触れていただくことをお願いして、結びとします。

倫理綱領

公益社団法人　日本理学療法士協会

序 文

　公益社団法人 日本理学療法士協会（以下、「本会」という。）は、理学療法士の社会的な信頼の確立と、職能団体としての本会が公益に資することを目的として、「倫理綱領」を定める。

　本会ならびに理学療法士が、高い倫理感を基盤として相互の役割を果たす中で、理学療法の発展と国際社会への貢献のために、より良い社会づくりに貢献することを願うものである。

一、　理学療法士は、全ての人の尊厳と権利を尊重する。

一、　理学療法士は、国籍、人種、民族、宗教、文化、思想、信条、家柄、社会的地位、年齢、性別などにかかわらず、全ての人に平等に接する。

一、　理学療法士は、対象者に接する際には誠意と謙虚さを備え、責任をもって最善を尽くす。

一、　理学療法士は、業務上知り得た個人情報についての秘密を遵守し、情報の発信や公開には細心の注意を払う。

一、　理学療法士は、専門職として生涯にわたり研鑽を重ね、関係職種とも連携して質の高い理学療法を提供する。

一、　理学療法士は、後進の育成、理学療法の発展ならびに普及・啓発に寄与する。

一、　理学療法士は、不当な要求・収受は行わない。

一、　理学療法士は、国際社会の保健・医療・福祉の向上のために、自己の知識・技術・経験を可能な限り提供する。

一、　理学療法士は、国の動向や国際情勢を鑑み、関係機関とも連携して理学療法の適用に努める。

附則

1　この規程は、昭和53年5月17日より施行する。

附則

1　この規程は、一部改訂を行い、平成9年5月16日より施行する。

附則

1　この綱領は、規程から綱領に全面改訂し、平成30年3月4日より施行する。

附則

1　この綱領は、条文の文言を一部修正し、平成31年4月1日より施行する。

附則

1　この綱領は、序文の改訂と条文の文言を一部修正し、令和元年7月7日より施行する。

理学療法白書 2023
目次

第Ⅰ章　理学療法士を取り巻く環境

1 令和6年度診療報酬改定に向けた本会の取り組み ・・・・・・・・・・・・・・・・ 2
2 令和6年度介護報酬改定に向けた本会の取り組み ・・・・・・・・・・・・・・・・ 7
3 令和6年度障害福祉サービス等報酬改定に向けた本会の取り組み ・・・・・ 10

第Ⅱ章　理学療法士の養成と生涯学習

1 生涯学習制度関連事業 ・・・・・・・・・・・・・・・・・・・・・・・・・・・・・・・・ 18
2 臨床実習指導者講習会事業 ・・・・・・・・・・・・・・・・・・・・・・・・・・・・ 23
3 開催報告　第57回日本理学療法学術研修大会inとやま ・・・・・ 27
4 指定規則改正と卒前卒後教育シームレス化事業 ・・・・・・・・・・・・・・ 31

第Ⅲ章　活躍する理学療法士

1 高年齢労働者の就労支援に関するモデル事業 ・・・・・・・・・・・・・・・ 48
2 スポーツへの取り組み ・・・・・・・・・・・・・・・・・・・・・・・・・・・・・・・・ 52

第Ⅳ章　国際的な取り組み

1 国際協力および貢献に資する事業 ・・・・・・・・・・・・・・・・・・・・・・・ 64
2 国際調査・情報収集事業 ・・・・・・・・・・・・・・・・・・・・・・・・・・・・・ 73

第Ⅴ章　資料・統計

1 会員の性別年齢分布 ・・・・・・・・・・・・・・・・・・・・・・・・・・・・・・・・ 88
2 会員数の推移(男女別) ・・・・・・・・・・・・・・・・・・・・・・・・・・・・・・ 90
3 会員数の推移(都道府県別) ・・・・・・・・・・・・・・・・・・・・・・・・・・・ 92
4 職場構成人数による施設数 ・・・・・・・・・・・・・・・・・・・・・・・・・・・ 94
5 施設区分の経年変化 ・・・・・・・・・・・・・・・・・・・・・・・・・・・・・・・・ 95

6 理学療法士養成施設の変化 ・・・・・・・・・・・・・・・・・・・・・・・・・・ 104

7 年度別入会者数（10年間、都道府県別）・・・・・・・・・・・・・・・ 105

8 生涯学習履修状況 ・・・・・・・・・・・・・・・・・・・・・・・・・・・・・・・・・・・ 106

9 協会指定管理者（初級・上級）取得者数 ・・・・・・・・・・・・・ 112

10 地域ケア会議推進リーダー、介護予防推進リーダーおよび
フレイル対策推進マネジャー取得状況 ・・・・・・・・・・・・・・・ 114

11 高齢者の割合と理学療法士会員の全国割合 ・・・・・・・・・・ 117

12 2022年度都道府県別高齢者割合と会員割合 ・・・・・・・・・ 119

13 臨床実習指導者講習会事業 ・・・・・・・・・・・・・・・・・・・・・・・・・ 120

14 理学療法士の勤務実態及び働き方意向等に関する調査結果 ・・・ 121

15 学術大会一覧 ・・・・・・・・・・・・・・・・・・・・・・・・・・・・・・・・・・・・・・ 128

16 演題登録関連 ・・・・・・・・・・・・・・・・・・・・・・・・・・・・・・・・・・・・・・ 133

17 世界理学療法連盟（WCPT）国際情報
——アジア西太平洋地域における日本の理学療法の状況 ・・・ 135

18 2022年度作成ポスター ・・・・・・・・・・・・・・・・・・・・・・・・・・・ 139

19 理学療法士及び作業療法士法 ・・・・・・・・・・・・・・・・・・・・・・ 142

20 政令規則（一部抜粋）・・・・・・・・・・・・・・・・・・・・・・・・・・・・・・ 147

21 理学療法士の名称の使用等について ・・・・・・・・・・・・・・・・ 154

Topics

理学療法士等の処遇改善に向けた本会の取り組み ・・・・・・・・・・ 13

理学療法士の勤務実態及び働き方意向等に関する調査 ・・・・・・ 15

理学療法標準評価の確立に向けて ・・・・・・・・・・・・・・・・・・・・・・・・ 35

発達障がい児に関する国民向けパンフレット ・・・・・・・・・・・・・・ 38

「職場における腰痛予防宣言！」の取り組み ・・・・・・・・・・・・・・・ 42

「理学療法が支える未来2030」の発行 ・・・・・・・・・・・・・・・・・ 56

「理学療法ハンドブック」（全18巻）の完結 ・・・・・・・・・・・・・・ 59

「日本理学療法士協会雑誌　Up to Date」の刊行 ・・・・・・・・・ 80

新卒入会促進に係るリーフレットおよび動画の作成 ・・・・・・・・ 82

Spiceフォーラムの実施 ・・・・・・・・・・・・・・・・・・・・・・・・・・・・・・・ 85

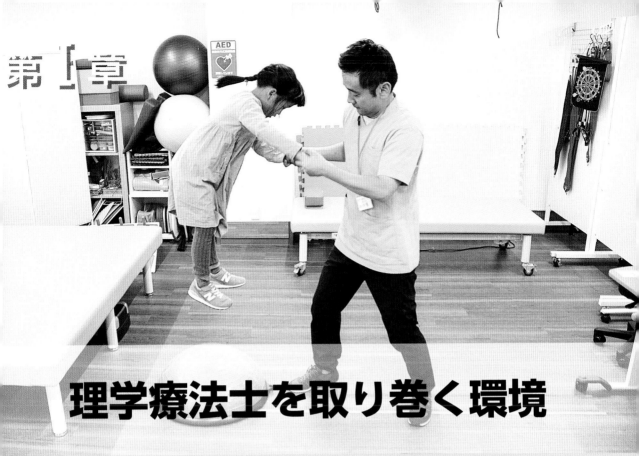

第1章

理学療法士を取り巻く環境

1　令和6年度診療報酬改定に向けた本会の取り組み
2　令和6年度介護報酬改定に向けた本会の取り組み
3　令和6年度障害福祉サービス等報酬改定に向けた
　　本会の取り組み

1 令和6年度診療報酬改定に向けた本会の取り組み

はじめに

医療における人材確保は、近年の光熱費をはじめとする物価高騰や医療以外の他産業における高水準の賃上げ等に伴い、本邦のきわめて重要な課題として政府に認識されている。また、2040年頃に高齢者人口がピークを迎えることが予測されるわが国において、入院中の過度な安静に伴う日常生活活動の低下に対する社会の問題意識は高まりつつあり、必要とする人に対し、より早期から十分なリハビリテーションを提供する体制構築の機運が高まっている。

本項では、上記社会情勢を踏まえ、介護報酬改定と障害福祉サービス等報酬改定と合わせトリプル改定の一環として実施される令和6年度診療報酬改定に対して、2022年度に取り組んだ本会の対応について報告する。

令和6年度報酬改定に向けた本会の基本的な考え方

まず、令和6年度診療報酬・介護報酬・障害福祉サービス等報酬のトリプル改定に関して、「要支援者、要介護者、患者」本位の理学療法を可能とすることを、本会では大前提とした。そのうえで、トリプル改定を契機に、医療・介護・福祉の各制度による理学療法のサービス提供において、連携・連続性がより一層強化されることを目指す。

そのために、「骨太の方針2022」、「新しい資本主義」の考え方ならびに「全世代型社会保障制度の構築」の本旨などの政策の動向を踏まえて、報酬改定の要望活動を積極的に展開していく。

以上が、令和6年度報酬改定に向けた本会の基本的な考え方である。

令和6年度報酬改定体制： 推進本部、推進部会、診療報酬改定検討会の設置

本会内において、令和6年度報酬改定体制として、本部長を会長、副本部長を職能担当常務理事とした令和6年度報酬改定対策強化推進本部（以下、「推進本部」という。）を立ち上げ、推進本部の下には、副本部長を部会長とした令和6年度報酬改定対策強化推進部会（以下、「推進部会」という。）を設置した。また、会員の意見を十分に取り入れるために、協会指定管理者のうち検討の構成員および聴講者を希望する会員、士会推薦者、および日本理学療法学会連合推薦者を含む会員からなる、令和6年度診療報酬改定に向けた検討会（以下、「診療報酬改定検討会」という。）を設置した（図1）。そのうえで、令和6年度報酬改定に向けたスケジュールを作成した。

なお、推進本部と推進部会は、基本的な考え方や重点要望事項、報酬ごとの重点要望事項などをはじめとした、総合的な内容を検討することを役割とした。診療報酬改定検討会は、要望内容を検討することを役割とした。

推進部会は、2022年度内に計5回の会議を開催し、診療報酬改定検討会は、計3回の会議を開催した。診療報酬改定検討会は、2回目

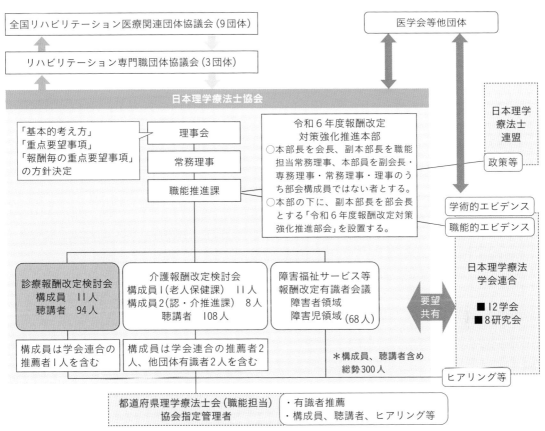

図1　報酬改定体制：診療報酬改定検討会の位置づけ

と3回目の会議時間はともに4時間を超えるなど、非常に活発な議論が展開された。

診療報酬改定における今期ならびに中期目標

令和6年度診療報酬改定に向けて、本会の推進部会と推進本部では、現在と近い将来（2040年）それぞれにおける外的要因と内的要因を整理したうえで、「獲得を目指すもの」と「守るもの」に分けて、「今期目標」のみならず、「中期目標（5年計画で行うもの）」も設定した。

令和6年度報酬改定ならびに令和6年度診療報酬改定に係る重点要望事項

まず、令和6年度報酬改定に向けて、本会の重点要望事項は以下のとおりとした。
○理学療法の重要性を踏まえた改定となること
・理学療法を提供するにあたり重要な報酬の枠組みを守り、マイナス改定を阻止すること
・特に、疾患別リハビリテーション料の維持・拡大等の見直しについて重点的に取り組むこと
・理学療法が健康寿命の延伸に一層貢献できるよう、予防・保健・健康増進分野に係る現行制度および報酬を見直すこと

・理学療法にかかわるガイドライン、エビデンスに沿った改定となること
・理学療法の質の向上に資する教育・研修を重視した制度・報酬改定となること

○理学療法のサービスの量ならびに質の向上が図られること
・土日祝日における理学療法提供体制の強化
・面積などの施設基準の見直し
・かかりつけ医との連携の推進
・難病患者や終末期の患者等に対する理学療法の適切な評価
・新興感染症感染拡大時にあっても持続的な理学療法のサービス提供を可能とすること

○医療介護分野における人材処遇の改善の流れを踏まえ、理学療法士の処遇、勤務環境・働き方の改善が図られること

○地域包括ケアシステムおよび地域完結型の医療・介護提供体制の構築において、理学療法士が専門職能を発揮し貢献できること

○地域住民のニーズに対応できる理学療法のサービスを、適時適切に提供できる体制を整備すること

次に、日本理学療法学会連合からの意見を踏まえたうえで、推進部会と推進本部、そして診療報酬改定検討会などで議論された結果、令

公社）日本理学療法士協会

診療・介護・障害福祉サービス等報酬　提案書（新規収載 要望用）

所属（法人学会・研究会名）：

担当者：

連絡先(mail):

新規収載を要望する報酬体系
※今までにない新たな報酬体系への要望

①　要望区分		診療報酬　・　介護報酬　・　障害福祉サービス等報酬
②　報酬・サービス名 ※要望概要を示す仮称を記載ください。		
③　報酬・サービスの概要 ※対象・疾患、内容、頻度、期間など具体的に		
④　要望が必要な背景・理由		
⑤　有効性・効率性		
⑥　⑤の根拠となる研究結果の有無		有　・　無　・　調査中
⑦ ⑤で有を選択した場合に記載	研究タイトル	
	エビデンスレベル	エビデンスレベル　アイテムを選択してください。
	内容	

【参考】

⑧参考文献1	1）名称	
	2）著者	
	3）概要 （該当ページについても記載）	
⑨参考文献2	1）名称	
	2）著者	
	3）概要 （該当ページについても記載）	
⑩　その他（自由記載項目）		

※参考となる資料の別添がある場合は本紙と一緒にご提出ください。

図2　日本理学療法学会連合ヒアリングシート：新規収載用

和6年度診療報酬改定に係る重点要望事項として、以下に示す5つの大項目を作成した。

①急性期から、回復期、生活期までの切れ目のないリハビリテーション医療の推進
②医療－介護連携のなかでの理学療法士の活用の推進
③認知症ケア・疾病予防・重症化予防、チーム医療および先端医療に係る理学療法を評価
④未開発分野の開拓と未発達分野の推進
⑤生産年齢人口の減少を見据えた新たな理学療法の評価

日本理学療法学会連合、リハビリテーション専門職団体協議会、リハビリテーション医療関連団体協議会などとの連携

昨今、社会保障制度の持続可能性を図ることが不可欠となっており、このような環境下においては、国民に対して、質の高い医療や介護の提供が求められる。また、厚生労働省での報酬改定等における議論においては、エビデンスを提示できることがこれまで以上に重要と捉えられていることから、日本理学療法学会連合や関連する医学会などの他団体との連携を、さらに

公社）日本理学療法士協会

診療・介護・障害福祉サービス等報酬　提案書（既収載 報酬用：変更提案）

所属（法人学会・研究会名）：
担当者：
連絡先(mail):

変更提案する報酬体系（既収載 報酬用）
※現在すでに存在する報酬だが、見直しの必要があるもの

①要望区分		診療報酬　・　介護報酬　・　障害福祉サービス等報酬
②報酬・サービス名		
③再評価区分		アイテムを選択してください。
④再評価が必要な背景・理由　※具体的に		
⑤報酬の概要　※要望内容を具体的に記載		
⑥有効性・効率性		
⑦　⑥の根拠となる研究結果の有無		有　・　無　・　調査中
⑧ ⑦で有を選択した場合に記載	研究タイトル	
	エビデンスレベル	エビデンスレベル　アイテムを選択してください。
	内容	

【参考】

⑨参考文献1	1）名称	
	2）著者	
	3）概要 （該当ページについても記載）	
⑩参考文献2	1）名称	
	2）著者	
	3）概要 （該当ページについても記載）	
⑪　その他（自由記載項目）		

※参考となる資料の別添がある場合は本紙と一緒にご提出ください。

図3　日本理学療法学会連合ヒアリングシート：既収載報酬用

推進して取り組むことを方針とした。

　具体的には、ヒアリングシート（図2、3）を各学会に送付・記載していただき、日本理学療法学会連合で意見をまとめていただくようにした。また、要望することが決まっており、エビデンスが必要なものは、その提示に関して各学会と連携して取り組んだ。

　また、本会内で作成した要望案をリハビリテーション専門職団体協議会（本会、日本作業療法士協会および日本言語聴覚士協会で構成する団体）、および全国リハビリテーション医療関連団体協議会（本会、回復期リハビリテーション病棟協会、全国デイ・ケア協会、日本言語聴覚士協会、日本作業療法士協会、日本訪問リハビリテーション協会、日本リハビリテーション医学会、日本リハビリテーション看護学会、日本リハビリテーション病院・施設協会）で協議し、各団体との合意形成を図った。

おわりに

　本会会員の約8割は医療施設に勤務しており、診療報酬改定はこの約8割の会員の仕事に影響する。そして何よりも、目の前の患者に提供する診療などに、直接的な影響が及ぶ。本会ではこれまでも、「国民」を主語とした要望活動を心がけてきたが、令和6年度診療報酬改定は、地域包括ケアシステム構築の完成の目途である2025年を目前にした最終の改定年度であり、かつトリプル改定、医療計画の見直しなども含むきわめて重要な改定である。

　令和6年度診療報酬改定に向けて、要望活動の結果が国民に与える影響を踏まえ、本会の使命を果たすために、今後もより一層精力的に取り組んでいく。

令和6年度介護報酬改定に向けた本会の取り組み

はじめに

令和6年から始まる第9期介護保険事業計画期間中には、団塊の世代がすべて75歳以上となる2025年を迎えることとなる。今後、高齢者人口がピークを迎える2024年頃に向けて、85歳以上人口割合の増加や生産年齢人口の急減といったさらなる人口構造の変化や、それに伴う社会環境の変化が見込まれており、地域包括ケアシステムの推進が求められる。

そのようななか、令和6年度の介護報酬改定は、人口構造や社会経済状況の変化を踏まえ、「地域包括ケアシステムの深化・推進」「自立支援・重度化防止に向けた対応」「良質な介護サービスの効率的な提供に向けた働きやすい職場づくり」「制度の安定性・持続可能性の確保」を基本的な視点として実施される。

本項では、令和6年度介護報酬改定に対して、2022年度に取り組んだ本会の対応について報告する。

令和6年度介護報酬改定体制：推進本部、推進部会、介護報酬改定検討会の設置

本会内において、会員の意見を十分に取り入れるために、協会指定管理者のうち検討会の構成員および聴講者を希望する会員、士会推薦者、日本理学療法学会連合推薦者、および他団体有識者を含む会員からなる、令和6年度介護報酬改定(在宅医療およびリハビリテーション)に係る要望等のあり方検討会(以下、「介護報酬改定(在宅医療およびリハビリテーション)検討会」という。)、および令和6年度介護報酬改定(機能訓練)に係る要望等のあり方検討会(以下、「介護報酬改定(機能訓練)検討会」という。)を設置した(図1)。そのうえで、令和6年度報酬改定に向けたスケジュールを作成した。

なお、令和6年度報酬改定対策強化推進本部(以下、「推進本部」という。)、および令和6年度報酬改定対策強化推進部会(以下、「推進部会」という。)は、基本的な考え方や重点要望事項、報酬ごとの重点要望事項などをはじめとした、総合的な内容を検討することを役割とした。

介護報酬改定(在宅医療およびリハビリテーション)検討会、および介護報酬改定(機能訓練)検討会は、要望内容を検討することを役割とした。介護報酬改定(在宅医療およびリハビリテーション)検討会と介護報酬改定(機能訓練)検討会は、2022年度内に各々3回、合わせて計6回の会議を開催し、非常に活発な議論が展開された。

介護報酬改定における今期ならびに中期目標

令和6年度介護報酬改定に向けて、本会の推進部会と推進本部では、現在と近い将来(2040年)それぞれにおける外的要因と内的要因を整理したうえで、「獲得を目指すもの」と「守るもの」に分けて、「今期目標」のみならず、「中期目標(5年計画で行うもの)」も設定した。

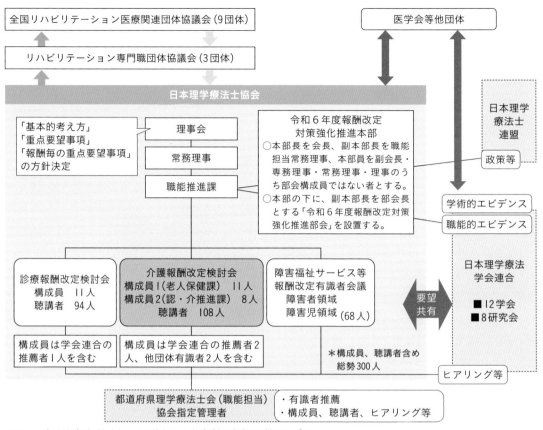

図1　報酬改定体制：介護報酬改定検討会の位置づけ

令和6年度介護報酬改定に係る重点要望事項

　日本理学療法学会連合や他団体からの意見を踏まえたうえで、本会の推進部会と推進本部、そして令和6年度介護報酬改定に向けた検討会などにおいて議論された結果、令和6年度介護報酬改定に係る重点要望事項として、以下に示す4つの大項目を作成した。加えて、それぞれの大項目ごとで具体的な要望の方向性を定めるだけでなく、各方向性の重要度を分類した。
①在宅医療（訪問による理学療法・リハビリテーション）の推進
②介護施設等（介護老人保健施設、介護老人福祉施設、社会福祉施設）における医療専門職の

関与の推進
③生活期リハビリテーション（特に軽度者）のアウトカムの視点も含めた適切な評価方法の提案
④介護職との連携（タスクシフト・シェア、助言・指導を含む）の強化による労働生産性と生活機能の向上

リハビリテーション専門職団体協議会、リハビリテーション医療関連団体協議会などとの連携

　本会内で作成した要望案を、リハビリテーション専門職団体協議会（本会、日本作業療法士協会および日本言語聴覚士協会で構成する団体）、および全国リハビリテーション医療関連団体協

議会(本会、回復期リハビリテーション病棟協会、全国デイ・ケア協会、日本言語聴覚士協会、日本作業療法士協会、日本訪問リハビリテーション協会、日本リハビリテーション医学会、日本リハビリテーション看護学会、日本リハビリテーション病院・施設協会)で協議し、各団体との合意形成を図った。

おわりに

高齢社会となっているわが国において、高齢者一人ひとりが地域社会で安心して暮らせるよ うに、高齢者の介護を社会全体で支え合う仕組みである介護保険制度は重要な役割を果たしている。

今後、理学療法士のもつ評価や計画策定の能力を生かし、その知見を他機関・他職種に伝達することで、より多くの利用者が自立支援・重度化防止に資する介護サービスを享受できる体制の構築に貢献していかねばならない。本会においても国民に望ましい介護保険サービスのあり方を模索し、要望していく。

第Ⅰ章　理学療法士を取り巻く環境

3 令和6年度障害福祉サービス等
報酬改定に向けた本会の取り組み

■ はじめに

　障害福祉分野における賃上げをはじめとする人材確保への対応は、喫緊かつ重要な課題であり、物価高騰・賃金上昇、経営の状況、支え手が減少するなかでの人材確保の必要性等を踏まえ、利用者が必要なサービスを受けられるよう、必要な対応を行うことが重要な課題である。

　そのようななか、令和6年度障害福祉サービス等報酬改定は、「障害者が希望する地域生活を実現する地域づくり」「社会の変化等に伴う障害児・障害者のニーズへのきめ細かな対応」「持続可能で質の高い障害福祉サービス等の実現のための報酬等の見直し」の観点から実施される。

　本項では、令和6年度障害福祉サービス等報酬改定に対して、2022年度に取り組んだ本会の対応について報告する。

■ 令和6年度障害福祉サービス等改定体制：推進本部、推進部会の設置、意見交換会の開催

　本会内において、障害者等に対する障害福祉サービス等報酬改定の要望活動を推進することを目的とし、会員の意見を十分に取り入れるために、士会より推薦いただいた障害福祉サービスにかかわる会員との意見交換会（障害福祉サービス等報酬改定有識者会議）を開催した（図1）。そのうえで、令和6年度報酬改定に向けたスケジュールを作成した。

　なお、令和6年度報酬改定対策強化推進本部（以下、「推進本部」という。）、および令和6年度報酬改定対策強化推進部会（以下、「推進部会」という。）は、基本的な考え方や重点要望事項。報酬ごとの重点要望事項などをはじめとした、総合的な内容を検討することを役割とした。

　令和6年度障害福祉サービス等報酬改定に向けた意見交換会は、要望内容を検討することを役割とした。令和6年度障害福祉サービス等報酬改定に向けた意見交換会は、2022年度内に計4回の会議を開催し、非常に活発な議論が展開された。

■ 障害福祉サービス等報酬改定における今期ならびに中期目標

　令和6年度障害福祉サービス等報酬改定に向けて、本会の推進部会と推進本部では、現在と近い将来（2040年）それぞれにおける外的要因と内的要因を整理したうえで、「獲得を目指すもの」と「守るもの」に分けて、「今期目標」のみならず「中期目標（5年計画で行うもの）」も設定した。

■ 令和6年度障害福祉サービス等報酬改定に係る重点要望事項

　士会より推薦していただいた障害福祉サービスにかかわる会員からの意見を踏まえたうえで、本会の推進部会と推進本部、そして令和6年度障害福祉サービス等療報酬改定有識者会議等で議論された結果、令和6年度障害福祉サービス等報酬改定に係る重点要望事項として、4つの大項目を作成した。加えて、それぞれの大

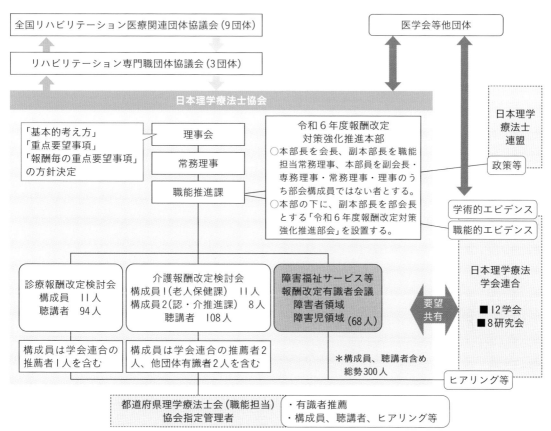

図1 報酬改定体制：障害福祉サービス等報酬改定有識者会議の位置づけ

項目ごとで具体的な要望の方向性を定めるだけでなく、各方向性の重要度を分類した。さらに、障害福祉サービス等報酬において理学療法士から見た課題もまとめた。

「重点要望事項」は、以下のとおりである。

①訓練等給付における理学療法士による支援の充実

②障害児・医療的ケア児に対する理学療法士による支援の充実

③介護給付における理学療法による援助の充実

④障害者検診の義務化

「障害福祉サービス等報酬において理学療法士から見た課題」は、以下のとおりである。なお、「●」の項目は、特に重要な課題を示している。

●障害者の入所施設や病院からの地域移行の課題（移行支援、受け皿、手帳交付期間等）

●理学療法士の職名を追記すべき報酬の提案、配置の推進および理学療法士の処遇改善等

●専門的なサービスの提供量と質の確保に関する課題（理学療法士を配置する財源が確保できず他事業所の者が勤務外で介入している状況等）

○本人の希望する暮らしを形作るための相談支援の課題（相談支援員が不足）

○地域共生社会の実現に向けた課題（共生型サービス事業が不十分）

○多様な障害特性（高齢化、重度化、医療的ケア児、医療的ケアが必要な障害者、難病患者など）にも配慮した保健、医療、福祉および

第Ⅰ章 理学療法士を取り巻く環境

その他の施策の連携における課題
○障害者の多様なニーズに応じた就労の促進、自立訓練（機能訓練）と障害予防の不足等

リハビリテーション専門職団体協議会等との連携

本会内で作成した要望案をリハビリテーション専門職団体協議会（本会、日本作業療法士協会および日本言語聴覚士協会で構成する団体）で協議し、各団体との合意形成を図った。

おわりに

障害の種類にかかわらず共通の場で、それぞれの障害特性などを踏まえたサービスを提供する障害福祉サービスは、重要な役割を果たしている。そして、医療・介護分野と比べ、理学療法士の関与が少ない障害福祉分野において、年々、理学療法士の活躍が求められてきている。

障害福祉サービスにおいて、理学療法士のもつ職能を十分に発揮するとともに、刻々と変化する社会保障制度の構造や各専門職に求められる役割に適合する力をもつことが、理学療法士一人ひとりに期待される。本会においてもすべての国民が必要な障害福祉サービスを享受できる制度の一翼を担い続けられるように努めていく。

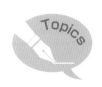

理学療法士等の処遇改善に向けた本会の取り組み

　理学療法士の処遇については、給与水準がここ20年ほど下降傾向である[1]など、処遇改善が喫緊の課題となっている。2022年2月1日から適用が始まった看護職員等処遇改善事業（2022年10月以降は診療報酬の加算に移行）において、理学療法士の処遇改善への活用が期待されたが、本会が実施した実態調査によると、理学療法士の賃上げが実施されたのは対象施設の3割との結果で、必ずしも十分に賃金が引き上げられているとはいえない状況であった。

　理学療法を必要とする患者・利用者へ、安心してサービスを提供できる安定した処遇環境を実現するべく、本会は、政府や関連団体等に対して要望書を提出するなど、処遇改善に向けた取り組みを実施・継続しているところである。

◆政府、与党、国会議員などへの働きかけ

　具体的には、2022年前半に、厚生労働省（2022年6月24日）、スポーツ庁（6月27日）、文部科学省（6月30日）、内閣官房こども家庭庁設立準備室（7月4日）の4省庁へ、次年度予算概算要求に向けた要望書を提出した。厚生労働省への「医療・介護・福祉専門職の処遇改善」の要望をはじめ、国民の健康を支える理学療法士の活動に、国の予算が適切に配分され、必要な人に必要なサービスが届くよう、関連事業を所管する各省庁へ要望した。

　また、令和6年度診療報酬・介護報酬・障害福祉サービス等報酬同時改定（いわゆるトリプル改定）に向けた調整も開始している。その活動としては、2022年10月26日に本会会長から日本リハビリテーション病院・施設協会へ働きかけ、全国リハビリテーション医療関係団体協議会をはじめとしたリハビリテーション医療・医学に関する関係団体等や友好団体とともに、トリプル改定に向けた財源確保について、政府、財務省・厚生労働省に要望を提出し、あわせて広報活動を行っていくことを確認した。

　さらに、政権与党に対しては、2022年11月8日に自由民主党へ、12月5日には公明党へ本会会長から予算・税制改正に関する要望書を提出した。要望の内容は、「医療・介護・福祉専門職の処遇改善」を含めた政策に関する10項目と、「医療・介護専門職種が受ける研修や自己研鑽費用に関する税制優遇の導入」等の税制に関する6項目であった。また 12月7日には、自由民主党政務調査会厚生労働部会リハビリテーションに関する小委員会に、リハビリテーション政策に関する要望を行った。

　なお、国会議員に対しても、理学療法士を取り巻く課題の理解を深めていただくよう働きかけを行った。2022年11月21日に開催されたリハビリテーションを考える議員連盟（以下、「リハ議連」という。）の総会においては、本会会長より「理学療法士を取り巻く処遇と需給の課題」

について解説し、処遇改善の必要性を説明した。その結果、リハ議連の決議書には、医療職種への処遇改善の施策が一部の医療機関や特定の職種に限定され、大半の理学療法士には届いていない現状や、医療保険・介護保険・福祉領域それぞれで働く人たちの間に処遇の格差があることなど、処遇改善や需給環境を整えるための施策を要望する旨が記載された。決議書はリハ議連より、厚生労働大臣へ提出された。

$$* \quad * \quad *$$

　今後も引き続き、すべての地域、すべての世代の人々が、安心して理学療法士のサービスを受けることができるよう、士会や日本理学療法学会連合、他職種の関連団体とも協働し、専門職種の処遇改善に取り組んでいきたい。

文献

1）　財務省：財政制度分科会資料. 社会保障について②（各論）.（参考2）主な医療関係職種の給与水準. 2017. p.13.
https://warp.ndl.go.jp/info:ndljp/pid/11115809/www.mof.go.jp/about_mof/councils/fiscal_system_council/sub-of_fiscal_system/proceedings/material/zaiseia291025/01.pdf　（2023年9月14日閲覧）

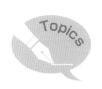

理学療法士の勤務実態及び働き方意向等に関する調査

労働環境・処遇等の基礎調査をもとに、理学療法士の置かれている状況を経年的に明らかにすることを目的として、2020年度から本格的に本調査を実施した。

導入期は、現状の実態把握を図るべく、課題解決の一途となるようなバックデータの収集段階という位置づけで実施してきたが、3回目となる2022年度は、結果の経年変化を複数回捉えることのできる初めての調査となった。

◆調査対象者の抽出

調査対象者は、本会に所属する会員のうち、「国・公的医療機関・社会保険関係団体・医療法人・個人・その他 × 勤務地 × 年齢 × 性別」でブロック化したうえで、30%の会員を無作為に抽出し、調査対象者総数を3万人とする標本設計で、アンケートの協力を依頼した。対象者総数での施設区分ごとの内訳を表1に示す。

◆調査方法

調査方法は、2022年11月17日時点の会員登録情報を利用し、調査対象者へ書面（図1）にてWebでのアンケートを実施した。回収状況は、回答者数3,910人、回収率は13.0%であった。

◆結果の概要

2021年度調査結果にて、前年度より減少していた「従たる勤務先なし」の回答割合は、今年度も引き続き減少し、従たる勤務先をもつ者が2年連続で増加する結果となった。

また、勤務日数等に関して希望する働き方を実現するために必要と思われる取り組みについ

表1　調査対象者の施設区分内訳

施設区分		人数
国	厚生労働省、独立行政法人国立病院機構、国立大学法人、独立行政法人労働者健康安全機構、国立高度専門医療研究センター、独立行政法人地域医療機能推進機構、その他 国の機関	935人
公的医療機関	都道府県、市町村、地方独立行政法人、日赤、済生会、北海道社会事業協会、厚生連、国民健康保険団体連合会	3,429人
社会保険関連団体	健康保険組合及びその連合会、共済組合及びその連合会、国民健康保険組合	158人
医療法人	医療法人	17,736人
個人	個人	764人
その他	公益法人、私立学校法人、社会福祉法人、医療生協、会社、その他の法人	6,978人

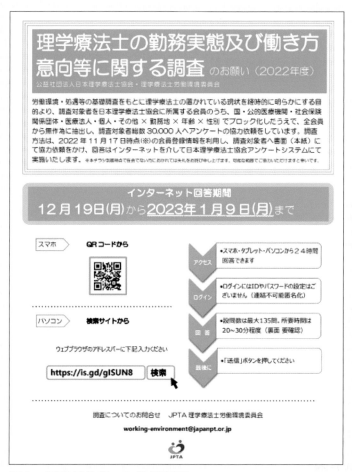

図1　調査対象者への依頼書面

て、「給与の増加」が3年連続で最も多い回答となった。

　一方、理学療法士として転職した回数は、2020年度から今年度まで最も多い回答は「なし」だったが、続く回答は、今年度は「2回」25.0％、「1回」10.4％の順となり、2021年度（「2回」11.8％、「1回」25.9％）とは大きく異なる割合となった。

　将来に対する不安が「ある」と答えた者における具体的な不安については、最も多い回答は昨年度に続き「今後の収入や資産の見通し」となった。

＊　＊　＊

　本調査は理学療法士の労働環境の実態と変化について、多面的、経年的に捉えられるような基礎資料とすべく、経済、社会情勢の変化も踏まえて結果の動向を注視し、継続していく。

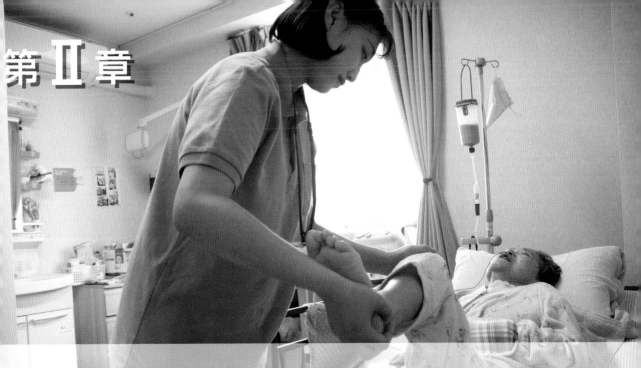

第Ⅱ章

理学療法士の養成と生涯学習

1 生涯学習制度関連事業
2 臨床実習指導者講習会事業
3 開催報告　第57回日本理学療法学術研修大会inとやま
4 指定規則改正と卒前卒後教育シームレス化事業

生涯学習制度関連事業

はじめに

　本会では、理学療法士の質の向上、専門分野における職能的水準の引き上げを目指し、会員が自発的な学習の継続ができるよう、豊富な学習機会を提供するために生涯学習制度を運用してきた。しかし、人々の生活や社会環境は大きく変化し、私たち理学療法士に対するニーズも多様化している。そのため、2022年度から、多様化するニーズに応えうる理学療法士を育成

していくため、理学療法士の新たな生涯学習制度が開始した。

　まず大きな変更点は、登録理学療法士制度を導入したことである。卒後5年間を義務教育的な位置づけとし、前期研修・後期研修の受講を通して、多様な障害像に対応できる能力を有するジェネラリストの育成を行い、登録理学療法士を取得するプロセスとした。

　登録理学療法士取得後も、5年ごとの更新制とすることで、生涯にわたり、理学療法士とし

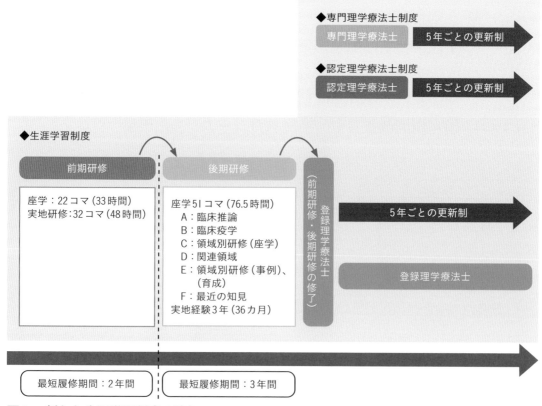

図1　新たな生涯学習制度の流れ

て幅広く総合的に学習でき、国民に対して理学療法士という専門職の質を保証する基盤を構築した。

さらに、従来から運用していた認定理学療法士・専門理学療法士制度についても、登録理学療法士を基盤とし、より高い専門性を兼ね備えた各分野のスペシャリストを養成するプログラムへと、内容が刷新された（図1）。

生涯学習制度の周知促進

生涯学習制度の内容が大幅に見直されたが、生涯学習制度と同時に、新包括的会員管理システムも大幅に改修された。しかし、制度開始当初は、士会・会員ともに混乱がみられたため、周知の促進に努めた。

士会に対しては、各種マニュアルの整備、FAQの共有化などを行うとともに、生涯学習担当者との意見交換会を継続的に実施し、士会での運用における課題や取り組みを共有する場を設けた。

会員に対しては、個人への生涯学習履修状況の通知に加え、各施設の会員代表者に対しても、生涯学習制度に関する周知および協力依頼を行い、理解の促進を図った。また、会員向けにも各種マニュアルを整備し、動画も活用しながら周知を図った。

認定・専門理学療法士制度

認定・専門理学療法士の取得

認定理学療法士は、
- 指定研修カリキュラムの受講
- 臨床認定カリキュラムの受講
- 日本理学療法学術研修大会の参加

の3つの履修要件をすべて満たし、認定試験に合格することで資格を取得できる。

「指定研修カリキュラム」は、認定理学療法士および専門理学療法士共通の内容として、医療安全学やチーム医療論などの全12科目から構成され、eラーニングで受講できる。一部の科目については、医師などの他職種・専門家へ講義を依頼し、より専門的な内容となるよう充実を図った（表1）。

「臨床認定カリキュラム」は、必須カリキュラムの15コマ（22.5時間）、および選択カリキュラムの5コマ（7.5時間）以上で構成される。教育機関となる組織を全国から公募したところ、士会や病院、大学、専門学校などの多様な組織から申請があった。審査のうえ、21分野中18分野、合計155施設を認可したが、2022年度に実際に開講した施設は86施設であり、受講者合計は1,048名となった（表2）。

認定理学療法士の申請にあたっては、臨床認定カリキュラムの受講を試験受験の前年度までに修了していることを要件としたため、2022年度の新規申請は受付を行わなかった。

表1　指定研修カリキュラム科目一覧

科目名		
医療安全学：医療倫理	チーム医療論（タスクシフト／シェア含む）	臨床推論
医療安全学：医療安全管理	相談・指導	運動学習
医療安全学：理学療法管理	認定・専門理学療法士の役割；科学と政策提言	労務・職場管理
医療安全学：感染管理	医療面接	足病変予防の理学療法（共通編）

表2　認定理学療法士臨床認定カリキュラムの実績（2022年度）

| 番号 | 分野 | 認可機関数 | 開講 | 開講中止 | 受講認定者数 | 受講費 | | 閉講機関数 |
						平均値	中央値	
1	脳卒中	45	21	24	257	20,476	20,000	3
2	神経筋障害	4	1	3	21	30,000	30,000	0
3	脊髄障害	6	3	3	13	13,333	10,000	0
4	発達障害	2	1	1	30	30,000	30,000	0
5	運動器	29	14	15	229	22,083	20,000	2
6	切断	2	1	1	3	10,000	10,000	0
7	スポーツ理学療法	8	5	3	84	44,904	30,000	1
8	徒手理学療法	3	2	1	38	38,250	38,250	1
9	循環	11	6	5	29	36,833	34,000	0
10	呼吸	13	8	5	83	24,750	26,000	0
11	代謝	4	3	1	32	9,667	10,000	1
12	地域理学療法	11	8	3	112	24,813	23,000	0
13	健康増進・参加	0						
14	介護予防	5	5	0	43	27,100	28,000	0
15	補装具	3	3	0	20	28,667	28,000	0
16	物理療法	1	0	1	0			0
17	褥瘡・創傷ケア	0						
18	疼痛管理	0						
19	臨床教育	1	1	0	13	18,000	18,000	0
20	管理・運営	6	4	2	41	27,500	35,000	2
21	学校教育	1	0	1	0			0
		155	86	69	1,048	25,023	27,000	10

　専門理学療法士は、
・指定研修カリキュラムの受講
・ブロック学会参加
・都道府県学会参加
・日本理学療法学会連合の会員団体が主催する学術大会での発表
・点数基準に該当する査読付き原著論文1編
の5つの履修要件をすべて満たし、口頭試問に合格することで資格を取得できる。

　「点数基準に該当する査読付き原著論文1編」では、本会が指定する英文雑誌と和文雑誌を定め、そのなかから査読付き原著論文1編を要件とした。

　専門理学療法士も認定理学療法士と足並みをそろえ、2022年度の新規申請は受付を行わな

かった。

　ただし、2021年度の旧生涯学習制度（以下、「旧制度」という。）における認定理学療法士・専門理学療法士取得者のうち、2018・2019年度入会者の延べ513名（実人数491名）が、暫定認定理学療法士・暫定専門理学療法士として新生涯学習制度（以下、「新制度」という。）へ移行していたため、登録理学療法士取得に必要な履修項目等について、個別に通知を行った。2022年度中に登録理学療法士取得の要件を満たしたのは、延べ412名（実人数394名）であった。

認定・専門理学療法士の更新

　認定理学療法士および専門理学療法士は5年

表3　「維持・研鑽のための活動における100点の取得」に係る点数基準

大項目	項目			選択・必須	履修点数	備考
0. 必須要件	0-1)	都道府県士会の学術大会での一般発表（指定演題含む）の筆頭演者		必須（いずれか1つ）	－	0-3)雑誌への投稿は採択されることを条件とする。
	0-2)	ブロック主催の学術大会での一般発表（指定演題含む）の筆頭演者			－	
	0-3)	都道府県士会学術雑誌への投稿（筆頭著者に限る）			－	
1. 学会参加	1-1)	都道府県士会、ブロック、日本理学療法学会連合の会員団体が主催の学術大会		選択	最小単位学習時間30分＝0.5点

例：1日（9時〜17時）の場合8時間＝8点 | 点数は学習時間を表す。 |
2. 講習会・研修会の受講	2-1)	日本理学療法学術研修大会		選択		
	2-2)	協会主催の研修会		選択		
	2-3)	都道府県士会、ブロック主催の研修会・学術研修大会、理学療法士講習会		選択		
	2-4)	協会のeラーニング		選択		
3. 論文・著作	協会で指定した英文雑誌A	3-1)	筆頭著者	選択	80	いずれの分野でも使用可
	協会で指定した英文雑誌B	3-2)	筆頭著者	選択	60	
	協会で指定した和文雑誌	3-3)	筆頭著者	選択	40	
4. 学会での発表等	4-1)	都道府県士会、ブロック、日本理学療法学会連合の会員団体が主催の学術大会での一般発表（指定演題を含む）の筆頭演者		選択	20	
	4-2)	都道府県士会、ブロック、日本理学療法学会連合の会員団体が主催の学術大会での講演講師・シンポジスト・パネリスト		選択	20	
	4-3)	都道府県士会、ブロック、日本理学療法学会連合の会員団体が主催の学術大会での座長（司会・ファシリテータ含む）		選択	10	
	4-4)	都道府県士会、ブロック、日本理学療法学会連合の会員団体が主催の学術大会での演題査読		選択	5	4-4)担当演題まとめて1件とする。
5. 講習会・研修会の講師等	5-1)	協会、都道府県士会、ブロック主催の研修会の講師・シンポジスト・パネリスト（学術研修大会含む）認定理学療法士臨床認定カリキュラム教育機関の講師		選択	20	5-1)補助講師も含む。
	5-2)	協会、都道府県士会、ブロック主催の研修会・症例検討会での座長（司会・ファシリテータ含む）		選択	10	

ごとの更新制である。更新要件は同一であり、
- 都道府県理学療法士会学術雑誌への投稿（筆頭著者に限る）、ブロック主催学会での一般発表の筆頭演者、都道府県理学療法士学会での一般発表の筆頭演者のいずれか
- 維持・研鑽のための活動における100点の取得

- 更新時研修
の3つである。

　「維持・研鑽のための活動における100点の取得」は、更新にかかわる点数基準を規定し、5つの項目（①学会参加、②講習会・研修会の受講、③論文・著作、④学会での発表等、⑤講習会・研修会の講師等）から構成される（表3）。

2022年度の更新対象者は2017年度取得者であるが、生涯学習制度刷新に伴い更新要件も変更になったことから、旧制度での取得者については取得年度に応じて、更新年度と要件の緩和を行った。2017年度取得者の更新要件は、

・更新年度：2022年度もしくは2023年度
・必要要件：20点の取得と更新時研修の受講（なお、学術雑誌への投稿や学会発表の要件は、新制度初回更新に限り免除）

である。

2017年度取得者2,159名に対して、2023年5月末に、更新要件・申請期間等を記載した書面を発送した。また、申請開始1カ月前と申請開始日には、メールで通知を行った。

2023年1月4〜31日まで、認定・専門理学療法士の更新申請を受け付けた。更新申請を行ったのは、584名（延べ642名）であった。なお、先述のとおり、2023年度まで更新猶予があるため、2022年度の失効者はいない。

おわりに

旧制度から新制度への移行は円滑に完了し、すでに1年が経過した。運用にあたりさまざまな課題や意見もあるが、引き続き会員や士会への周知を進め、広報の方法についても検討する。

臨床実習指導者講習会事業

はじめに

　高齢化の進展に伴う医療需要の増大や地域包括ケアシステムの構築などにより、理学療法士および作業療法士に求められる役割や知識などが変化している。この状況を踏まえ、質の高い理学療法士および作業療法士を育成するために、厚生労働省は2017年6月から「理学療法士・作業療法士学校養成施設カリキュラムなど改善検討会」を開催し、同年12月25日に報告書が取りまとめられた。

　これに伴い、2018年10月5日に「理学療法士作業療法士学校養成施設指定規則の一部を改正する省令」、「理学療法士作業療法士養成施設指導ガイドライン」および「理学療法士作業療法士臨床実習指導者講習会の開催指針」が定められ、2020年4月1日から新たな指定規則が施行された。

これまでの経過

　本会では、臨床実習指導者講習会の開催にあたっては、臨床実習指導者の養成において適切な指導が行われることを目的に、2019年度より「中央講習会」を開催している。そして、都道府県講習会での講師・世話人は、中央講習会修了者から選定している。

　中央講習会は2019年2～7月まで開催され、1,007名が修了した。それを受けて、2019年6月22・23日の青森県理学療法士会での開催を皮切りに、各士会での講習会が開始された。2021年8月からは、コロナ禍において開催を継続するため、オンラインでの講習会が開始された。

2022年度の都道府県講習会の開催について

　2022年4月の大阪府での開催を皮切りに、2022年度末までに全国で311回開催し、1万5,063名が修了した。

　開催形式については、2022年度は311回開催のうち、224回（72％）がオンライン開催であった（図1）。2021年度は新型コロナウイルス感染症の影響もあり、305回の実施であったが、2022年度はオンラインをさらに活用したことで、2021年度の開催回数を上回った（表1）。

　一方、修了者数は、2021年度は1万5,834名、

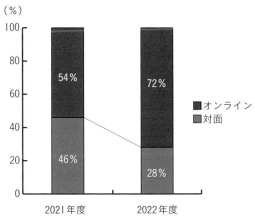

図1　2021年度・2022年度における対面開催とオンライン開催の割合

表1 月別開催回数

士会No	士会	4月	5月	6月	7月	8月	9月	10月	11月	12月	1月	2月	3月	開催回数
1	北海道	1	1	0	1	1	1	0	1	0	1	1	0	8
2	青森	0	0	0	0	0	1	1	0	0	0	0	1	3
3	岩手	0	0	0	0	1	0	2	0	0	0	0	0	3
4	宮城	0	1	1	1	1	1	1	0	1	0	0	0	7
5	秋田	0	0	0	0	1	0	0	1	0	1	0	0	3
6	山形	0	0	0	0	1	0	0	0	0	0	0	0	1
7	福島	0	0	0	0	0	0	0	0	0	0	3	0	4
8	茨城	0	0	0	0	0	0	1	0	1	0	0	0	2
9	栃木	0	1	1	0	0	0	0	0	0	0	0	0	2
10	群馬	0	0	2	1	2	1	0	1	2	2	1	0	12
11	埼玉	0	0	1	0	0	3	4	2	1	2	2	3	18
12	千葉	0	2	0	0	1	1	2	3	0	0	1	1	11
13	東京	2	4	2	5	2	2	3	5	5	1	2	3	36
14	神奈川	0	0	0	2	0	2	1	1	1	1	1	0	9
15	新潟	0	1	0	0	0	1	0	1	0	0	0	1	5
16	富山	0	0	0	0	1	0	0	0	0	0	0	0	1
17	石川	0	0	0	0	0	1	0	1	0	0	0	0	2
18	福井	0	0	0	0	0	0	1	0	0	0	0	0	1
19	山梨	0	0	0	0	0	0	0	0	1	1	0	0	2
20	長野	0	0	0	0	0	1	0	1	1	0	0	1	4
21	岐阜	0	0	0	1	0	1	0	1	0	0	0	0	3
22	静岡	0	0	0	0	1	0	1	0	1	1	0	0	4
23	愛知	0	3	5	2	4	5	3	2	4	0	1	1	30
24	三重	0	0	0	0	1	0	0	1	0	0	1	0	3
25	滋賀	0	0	0	0	0	1	0	0	0	0	0	0	1
26	京都	0	1	1	1	1	0	1	1	1	1	1	0	9
27	大阪	3	1	3	2	7	3	2	3	2	1	0	0	27
28	兵庫	0	1	1	2	0	2	3	1	1	1	0	2	14
29	奈良	0	1	1	1	0	1	1	0	0	0	0	1	6
30	和歌山	0	0	0	1	0	0	1	1	0	1	0	0	4
31	鳥取	0	0	0	0	1	0	0	1	0	0	0	0	2
32	島根	0	0	1	0	0	1	0	0	0	0	0	0	2
33	岡山	1	0	2	0	0	0	0	1	2	0	0	0	6
34	広島	0	1	2	2	2	1	0	0	0	1	0	0	9
35	山口	0	0	0	0	0	0	0	1	1	1	0	0	3
36	徳島	0	0	0	0	1	0	0	0	0	0	0	0	1
37	香川	0	0	1	0	0	1	1	0	0	0	0	0	3
38	愛媛	1	0	0	0	0	2	0	1	0	0	0	1	5
39	高知	0	0	0	0	1	0	1	1	0	0	0	1	4
40	福岡	3	1	5	3	3	1	2	1	0	0	0	1	20
41	佐賀	0	0	0	0	0	0	0	0	1	0	0	0	1
42	長崎	0	0	0	1	0	0	0	1	0	0	0	0	2
43	熊本	0	1	0	0	0	2	0	0	0	1	0	0	4
44	大分	0	0	0	0	1	2	0	0	0	0	0	0	3
45	宮崎	0	1	0	0	0	1	0	1	0	0	0	0	3
46	鹿児島	0	0	0	2	0	1	0	1	1	0	0	0	5
47	沖縄	0	0	0	0	0	0	0	1	1	1	0	0	3
	合計	11	21	29	30	33	41	34	35	28	16	16	17	311

＊青の塗りつぶし箇所は、開催回数1回以上の場合

表2 累計修了者数

士会No	士会	2019年度		2020年度		2021年度		2022年度		修了者数累計(人)
		開催回数(回)	修了者数合計(人)	開催回数(回)	修了者数合計(人)	開催回数(回)	修了者数合計(人)	開催回数(回)	修了者数合計(人)	
0	協会(中央講習会)	11	1,007	0	0	0	0	0	0	1,007
1	北海道	2	165	2	117	10	555	8	615	1,452
2	青森	4	198	0	0	3	142	3	117	457
3	岩手	0	0	3	128	3	135	3	81	344
4	宮城	4	142	1	37	3	115	7	404	698
5	秋田	6	388	0	0	5	221	3	71	680
6	山形	5	332	2	83	1	52	1	78	545
7	福島	2	115	0	0	5	301	4	142	558
8	茨城	1	78	2	81	3	172	2	134	465
9	栃木	2	80	3	164	1	77	2	115	436
10	群馬	5	248	3	109	10	391	12	353	1,101
11	埼玉	7	387	4	237	18	1,086	18	827	2,537
12	千葉	0	0	4	283	16	976	11	581	1,840
13	東京	4	314	0	0	27	1,527	36	1,609	3,450
14	神奈川	2	196	0	0	9	744	9	627	1,567
15	新潟	3	207	1	48	5	225	5	179	659
16	富山	1	79	1	40	2	88	1	57	264
17	石川	2	169	0	0	3	155	2	114	438
18	福井	0	0	1	42	1	46	1	30	118
19	山梨	2	98	0	0	5	244	2	97	439
20	長野	3	126	4	247	4	228	4	253	854
21	岐阜	2	196	4	295	4	225	3	167	883
22	静岡	1	99	3	204	3	195	4	342	840
23	愛知	5	506	5	138	27	1,014	30	1,140	2,798
24	三重	2	175	1	46	4	166	3	108	495
25	滋賀	3	276	0	0	5	211	1	58	545
26	京都	1	70	1	70	1	69	9	383	592
27	大阪	2	158	0	0	9	611	27	1,305	2,074
28	兵庫	2	132	0	0	2	104	14	759	995
29	奈良	3	246	7	298	27	1,350	6	283	2,177
30	和歌山	8	621	1	26	8	438	4	144	1,229
31	鳥取	1	99	2	91	4	168	2	65	423
32	島根	5	383	0	0	1	35	2	109	527
33	岡山	1	50	0	0	6	170	6	264	484
34	広島	3	144	4	104	2	55	9	523	826
35	山口	3	170	1	76	3	238	3	131	615
36	徳島	2	161	1	48	2	127	1	113	449
37	香川	4	196	2	87	5	211	3	90	584
38	愛媛	2	120	1	48	2	103	5	242	513
39	高知	1	78	2	134	5	327	4	149	688
40	福岡	6	572	0	0	20	1,040	20	1,124	2,736
41	佐賀	1	97	2	99	4	171	1	64	431
42	長崎	1	98	1	49	3	178	2	94	419
43	熊本	3	176	3	201	4	224	4	269	870
44	大分	3	173	2	87	4	179	3	131	570
45	宮崎	2	123	0	0	3	115	3	138	376
46	鹿児島	3	232	4	198	10	477	5	208	1,115
47	沖縄	2	120	0	0	3	153	3	176	449
	合計	138	9,800	78	3,915	305	15,834	311	15,063	44,612

第Ⅱ章

理学療法士の養成と生涯学習

2022年度は1万5,063名とわずかに減少した（表2）。

臨床実習指導者講習会の世話人要件について

　臨床実習指導者講習会の開催指針では、講習会世話人は「講習会を修了した者又はこれと同等以上の能力を有する者」と規定されている。

　「これと同等以上の能力を有する者」については、「厚生労働省及び公益財団法人医療研修推進財団が実施する理学療法士・作業療法士・言語聴覚士養成施設教員等講習会」を修了した者が含まれているが、この講習会については、1997年までは日本リハビリテーション医学会の主催で開催されていた。

　今般、厚生労働省より、リハビリテーション医学会主催の講習会修了者は世話人としては認められず、厚生労働省および公益財団法人医療研修推進財団が実施したものに限る、との指摘があったため、その旨を士会にも通知した。

おわりに

　臨床実習指導者講習会について、これまでの累計で4万4,612名が修了し、指導者の人数は2021年度と比較し、さらに充足しつつある状況である。一方、臨床実習指導者講習会の修了者が増加するにつれ、各都道府県による運営の違いや、臨床実習指導者講習会の質の低下が懸念される。

　今後は、指導者の養成のみならず、各都道府県の世話人・運営のさらなる質の向上、および養成した指導者のブラッシュアップを目的とした講習会などを計画し、臨床実習の質を高めていく必要がある。そのために2023年度には、士会の担当者向けの世話人意見交換会、臨床実習指導者講習会修了者対象のブラッシュアップ講習会の開催を計画している。

開催報告
第57回日本理学療法学術研修大会inとやま

はじめに

第57回日本理学療法学術研修大会inとやま（以下、「本研修大会」という。）は、2022年7月9日（土）・10日（日）の2日間にわたり開催された。本来は、富山国際会議場を主会場に対面形式で開催する予定であったが、新型コロナウイルス感染症の影響により、富山医療福祉専門学校を配信基地としたオンライン形式で開催した。

大会テーマは、「臨床技能の伝承～プロフェッショナリズムの追求～」である。リハビリテーションという言葉への国民の認知度が高まり、理学療法士のさらなる職域拡大、および高度な専門性が求められている。理学療法士に対する社会的な信用力を確保し、知識・技術を保有するだけでなく、人徳を兼ね備えたプロフェッショナルであることが求められるなかで、理学療法士が日々の臨床活動を通して自己の技能を客観的に評価し、技能水準を高め、理学療法士としてのプロフェッショナリズムを追求し続ける必要性を、大会テーマとした。

大会プログラム

大会プログラムについては、理学療法士が半世紀の間に培ってきた技能を再検討した。そして、多職域の理学療法士にとって必要となる基本水準の理学療法技能の学修、および多世代の理学療法士のニーズに合わせ、外的水準に見合った高質水準の理学療法技能の学修を目的として、表1に示す5つのコンセプトに沿って、テーマ別に全11件の研修が企画された。

大会テーマが「臨床技能の伝承」であることから、理学療法士がプロフェッションとして、対象者と対話を重ね課題解決を図る日々の臨床活動、理学療法の科学的根拠に必要な研究活動、多職種連携での協働、公的事業への参画、政策提言・実現といった、さまざまな場面での熟練した理学療法士の経験と、それを裏づける科学的根拠を伝承できる講義内容とした。

表1　大会プログラム作成にあたっての5つのコンセプト

	コンセプト	概要
Ⅰ	臨床：病期別での基本水準の理学療法技能の学修（若手会員対象）	キャリアラダーと学修水準（社会ニーズに応えられる）を知る。ジェネラリストとしての理学療法士の質の担保を図る。病期別（急性期・回復期・生活期）での基本的な職務実践ができる。
Ⅱ	臨床：社会ニーズに応える高質水準の専門理学療法技能の学修（専門性の追求）	領域別での専門家としての理学療法士の質を高める。科学的根拠に基づく最良の理学療法の提供ができる。
Ⅲ	臨床：EB（Evidence Base）、NB（Narrative Base）な理学療法技能の学修	リハビリテーション専門職としての臨床判断ができる。
Ⅳ	研究：臨床研究技能の学修	臨床研究の支援、研究参加、研究を活用する。
Ⅴ	教育：卒前・卒後教育技能の学修	教育内容・技能を検討する。

■ 大会1日目：2022年7月9日（土）

開会式　12：30〜	
セッション1 講　　義　13：30〜16：30（180分） 伝承部屋　16：30〜17：30（60分）	・ 腰痛に対する理学療法を学ぶ ・ 生活期・終末期理学療法を学ぶ ・ 臨床研究を学ぶ ・ 理学療法管理を学ぶ

■ 大会2日目：2022年7月10日（日）

セッション2 講　　義　9：00〜12：00（180分） 伝承部屋　12：00〜13：00（60分）	・ スポーツ障害に対する理学療法を学ぶ ・ 予防理学療法を学ぶ ・ 急性期・回復期理学療法を学ぶ ・ 理学療法教育を学ぶ
休憩　13：00〜14：30	
セッション3 講　　義　14：30〜17：30（180分） 伝承部屋　17：30〜18：30（60分）	・ 脳卒中に対する理学療法を学ぶ ・ 運動器疾患に対する理学療法を学ぶ ・ 内部障害疾患に対する理学療法を学ぶ
閉会式　18：30〜	

■ 事前配信プログラム

プログラム名
臨床技能の伝承〜プロフェッショナリズムの追及〜
理学療法士と医療福祉・保健政策
理学療法ガイドラインの活用〜患者と医療者の共同意思決定のために〜

図1　大会タイムテーブル

当初は対面形式にて、実技を主体とする研修を計画していたため、オンライン形式でどのように臨床技能を伝承できるのかについて、試行錯誤を重ねていった。そして、オンライン形式の利点を生かし、実際の臨床場面の動画や症例検討などを講義に盛り込むように工夫した。

各セミナーの講義時間は3時間（180分）としたが、終了後は「伝承部屋」と題して、講師と参加者による意見交換会を約1時間（60分）設けた。伝承部屋では、講師と参加者の双方向のやりとりを通じ、講師の理学療法に対する思いを伝え、参加者も講義を聞くだけにならないよう、日頃の疑問などを講師に質問できるようにした（図1）。研修によっては150件以上の質問が寄せられ、終了予定時刻を超過してやりとりが続くこともあり、好評を得た。

また、本研修大会の事前学習として、参加者へ基本コンセプトの理解を促すことを目的に、事前配信プログラムを3件企画し、動画を配信した。

大会運営

各研修の講義は、事前に録画した講義を当日配信し、質疑応答および伝承部屋については、ライブ配信にて実施した。録画した講義を配信する間も、LiveQ（質問受付Webサービス）を通して寄せられた質問を講師と共有し、質疑応答や伝承部屋を円滑に進行できるよう、取り上げる質問内容の検討と準備を行った。

大会当日に向けては、運営スタッフへの説明会や練習会をZoomにて繰り返し実施し、Zoomウェビナー・ミーティングの同時接続下での操作手順や注意点、質疑応答で使用するLiveQの操作方法などを確認した。

そのほか、配信に関する操作マニュアルや研修ごとの運営マニュアルの作成、講師に対する説明会兼操作リハーサルの実施、大会2週間前の配信基地となる会場における事前リハーサルなど、細やかな準備と綿密な打ち合わせを重ね、当日の円滑な進行につなげることができた。

大会を終えて

本研修大会は、新型コロナウイルス感染症の影響により、開催6カ月前にオンライン形式への変更が決定した。オンライン形式での学術研修大会の開催は、前回大会に続き2度目となった。変更に伴い、企画内容や運営方法などに大幅な再検討や調整が必要となったが、準備委員会および運営委員が一丸となり準備を進め、3,097名にのぼる多数の参加者が得られた（表2〜4）。

大会当日は各研修の聴講のみではなく、ライブでの質疑応答、さらに伝承部屋において講師と参加者が双方向に交流できる環境を設けたことで、研修内容に対する参加者の理解をより深めることができた。

一方で、2022年4月から新たな生涯学習制度が開始され、開始直後の大会となったこともあり、大会参加における生涯学習制度上の履修に関する広報や問い合わせについて、苦慮した部分もあった。

本研修大会では、大会参加申込のためのサーバー管理者、プログラマー、インターネット回線設備技術者を除き、専門事業者には委託せず、準備委員会・運営委員にてすべてを担ったことも、士会の新たな人材発掘、育成、組織力強化を果たす機会となった。

表2　類別参加者数

別	申込者数	参加者数
理学療法士協会　会員	3,073	3,010※
理学療法士協会　非会員	13	12
学生	112	75
総数	3,198	3,097

＊履修付与対象外420人含む。

表3　都道府県別申込者数

都道府県名	申込者数	都道府県名	申込者数	都道府県名	申込者数
北海道	150	石川	61	岡山	67
青森	31	福井	10	広島	82
岩手	41	山梨	31	山口	23
宮城	38	長野	63	徳島	36
秋田	30	岐阜	49	香川	40
山形	52	静岡	91	愛媛	41
福島	37	愛知	118	高知	32
茨城	73	三重	33	福岡	90
栃木	34	滋賀	23	佐賀	25
群馬	63	京都	56	長崎	45
埼玉	121	大阪	167	熊本	65
千葉	120	兵庫	149	大分	47
東京	241	奈良	39	宮崎	16
神奈川	156	和歌山	24	鹿児島	79
新潟	68	鳥取	22	沖縄	26
富山	147	島根	20	海外	1

第Ⅱ章

理学療法士の養成と生涯学習

表4 研修会別参加者数
■事前配信プログラム

企画名	動画再生回数
臨床技能の伝承～プロフェッショナリズムの追及～	1,412
理学療法士と医療福祉・保健政策	735
理学療法ガイドラインの活用～患者と医療者の共同意思決定のために～	801

■当日プログラム

日時／セッション	研修会名	申込者数	ログイン者数
7月9日(土)セッション1	腰痛に対する理学療法を学ぶ	1,623	1,549
	生活期・終末期理学療法を学ぶ	630	611
	臨床研究を学ぶ	590	579
	理学療法管理を学ぶ	355	348
7月10日(日)セッション2	スポーツ障害に対する理学療法を学ぶ	727	682
	予防理学療法を学ぶ	952	933
	急性期・回復期理学療法を学ぶ	1,141	1,108
	理学療法教育を学ぶ	378	373
7月10日(日)セッション3	脳卒中に対する理学療法を学ぶ	1,006	978
	運動器疾患に対する理学療法を学ぶ	1,205	1,159
	内部障害疾患に対する理学療法を学ぶ	987	959

4 指定規則改正と 卒前卒後教育シームレス化事業

理学療法士作業療法士学校養成 施設指定規則等改正の経過

2017年、理学療法士作業療法士学校養成施設指定規則（以下、「指定規則」という。）の改正が行われた。指定規則とは、国家試験受験資格を付与することができる理学療法士教育のミニマムな基準を定めたもので、その改正は、前回（2009年）から約18年ぶりのことであった。

近年、高齢化の進展に伴う医療需要の増大や、地域包括ケアシステムの構築などにより、理学療法士および作業療法士に求められる役割や知識などが変化している。これに伴い、理学療法士および作業療法士の質の向上を目的として、養成施設の教育内容の見直しや、臨床実習の充実などが図られることとなった。大きな改正点は、

- 総単位数の見直し
- 臨床実習の在り方
- 専任教員の見直し

であった。

具体的には、「総単位数の見直し」については、上述した状況より、質の高い理学療法士および作業療法士を育成するため、93単位以上から101単位以上への引き上げとなった。

「臨床実習の在り方」については、臨床実習施設の要件、臨床実習指導者の要件などが改正された。

「専任教員の見直し」については、専任教員の要件、実習調整者の配置等が改正された。

なお、厚生労働省の医道審議会理学療法士作業療法士分科会の報告書には、今後の課題として、「臨床実習前の評価、臨床実習後の評価及び臨床実習において学生が実施できる範囲については、その評価の実施方法や実施可能な行為が全国で統一されることが望ましいことから、将来的には全国統一の評価方法等についての検討が必要である」と記載された[1]。

すなわち、今後の課題としては、「臨床実習前の評価、臨床実習後の評価の実施方法が全国で統一されること」、そして「理学療法士作業療法士養成施設指導ガイドライン」において臨床実習前後の評価について明記されていないこと、が残されている。そこで本会は、次回の指定規則の改正に向けて、本会としての改正案を作成するため、新たに部会を設置し検討を開始した。

指定規則改正に向けた 2022年度の取り組み

2022年度は、カリキュラム検討作業部会、臨床実習の在り方検討作業部会、学校養成施設検討作業部会の3つの作業部会を設置した。そして、2021年度まで検証を行っていた4つの作業班の内容を踏まえ、理学療法士教育の質を高めるために、教員養成および卒前教育にかかわる指定規則など（理学療法士作業療法士学校養成施設指定規則、理学療法士作業療法士養成施設指導ガイドラインおよびQ&A）に則しつつ、改正のために必要な資料、改正案などを検討した（図1）。

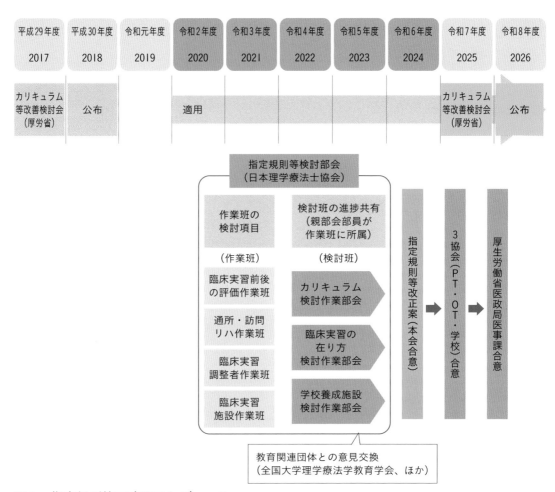

図1 指定規則等の改正スケジュール

各検討作業部会での検討項目

各検討作業部会での検討項目は、図1のとおりである。

◆カリキュラム検討作業部会
- 総単位数の見直しについて
- 最低履修時間数について
- 既存カリキュラムについて
- 通所訪問リハビリの1単位と関連科目について
- 喀痰等の吸引について
- 専門基礎分野について

・新たに必要なカリキュラム内容について

◆臨床実習の在り方検討作業部会
- 臨床実習指導者の要件について
- 臨床実習指導者講習会に関すること
- 臨床実習において学生が実施できる行為について
- 臨床実習の1単位の時間数および実習時間外での課題等に関すること

◆学校養成施設検討作業部会
- 教室および実習室等に関する事項について
- 具備すべき機器類について

- 第三者による外部評価について
- 専任教員の定員、要件の見直しについて
- 専任教員の定義の明確化について
- 専任教員の養成について
- 担当授業時間数について
- 臨床に携わる時間数

養成施設や臨床実習施設への
アンケート調査の実施

　教育関連団体（日本理学療法学会連合、全国大学理学療法学教育学会）の有識者との意見交換の実施とともに、現状の調査および要望・問題点などを把握するため、養成施設や臨床実習施設に対してアンケート調査を準備した。

　アンケート調査の内容は、以下のとおりである。

◆養成校への調査内容
- 理学療法士養成校における教員に関する調査
- 主たる臨床実習施設、ハラスメント、自己評価等に関する調査
- 学校施設設備に関する調査
- 臨床実習全般に関する調査
- 見学実習・評価実習・総合臨床実習に関する調査
- 実習目標の達成に関する調査

◆臨床実習施設への調査の内容
- 臨床実習全般に関する調査
- 見学実習・評価実習・総合臨床実習に関する調査
- 実習目標の達成に関する調査

　2023年度は、3つの検討作業部会による検討事項をもとに本会の改正案を作成し、2024年度は本会、日本作業療法士協会、全国リハビリテーション学校協会による3協会の合意案をまとめていく予定である。

卒前卒後教育シームレス化への取り組み

目的

　理学療法士の卒前卒後教育においては、いくつかの場面でシーム（つなぎ目）が存在し、その時点において、次のステップに進むことができるかどうかを判断しなければならない。

　例えば卒前教育においては、初めて臨床実習に出る際、それまで座学中心の授業しか経験していなかった学生が、実際に臨床の場面に出ていくことができるかについて、知識面はCBT（Computer Based Testing）、情意・技術面はOSCE（Objective Structured Clinical

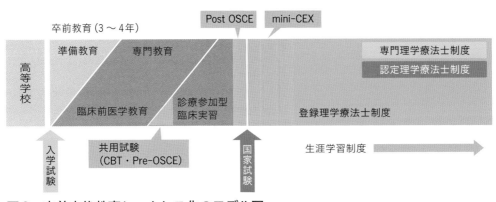

図2　卒前卒後教育シームレス化のモデル図

Examination：客観的臨床能力試験）などにより評価する。卒後教育においては、新人理学療法士が一人前の理学療法士となって独り立ちできるかについて、その成長の度合いをmini-CEX（mini-Clinical Evaluation Exercise）などで評価する（図2）。

しかし、CBTやOSCEなどの評価方法および評価基準は、各養成校で作成されているものの、統一されていない。また、新人理学療法士の成長を測る評価基準についても、いまだ標準化されたものはない状況にある。

そこで本会は、理学療法士の質を高めるために、卒前卒後教育における共通の評価システムを作成し、全国的に一定の水準を確保するとともに、連続性を考慮した教育・評価体制の普及を図ることを目的として、卒前卒後教育シームレス化検討部会を設置し、検討を始めた。

2022年度の取り組み

2022年度は、卒前卒後教育シームレス化検討部会を設置し、その下にPost-OSCE作業部会をつくり、臨床実習前後の客観的臨床能力試験（Pre-OSCE、Post-OSCE）の実施マニュアルを作成した。

内容としては、中枢神経疾患や整形外科疾患などの課題をシナリオ形式で作成するとともに、模擬患者用のシナリオや理学療法場面での対応なども詳細に作成することで、実際に試験として実施できるまでに整えた。評価についても、評価シートや評価基準を明確にして、統一性が保てるようにした。

今後の取り組み

2023年度には、実施マニュアルを用いて、Pre-OSCE、Post-OSCEをモデル的に運用して、改善点・修正点を明らかにし、実施マニュアルの精度を高めていく予定である。

また、CBT導入の可能性、および新人理学療法士の成長を図るmini-CEXなどの卒後臨床教育評価の標準化についても、検討していく予定である。

文献
1) 厚生労働省 医道審議会理学療法士作業療法士分科会：理学療法士・作業療法士学校養成施設カリキュラム等改善検討会報告書. 2018, p11.
https://www.mhlw.go.jp/stf/shingi2/0000193257.html

理学療法標準評価の確立に向けて

　これまで利用されてきたリハビリテーションにかかわる評価は、対象とする疾患や病期などに応じて多様化しており、一貫して障害度などを表すことができるものは少ないと思われる。さらに、疾患特異性に優れている評価では、包括的に理学療法自体の有意性を示すことが難しいことも考えられる。

　そこで本会は、理学療法士が働くすべての分野（医療・介護）、およびすべての領域（予防・急性期・回復期・生活期）において、一貫して利用できることを目指した指標として、「理学療法標準評価票」（図1、2）、および「理学療法標準評価票使用ガイド」の作成を進めた。

　理学療法標準評価は、理学療法士の専門性ともいえる「基本動作能力」の状態を評価することにより、患者や利用者の現状の能力を把握し、理学療法プログラムや介護計画の指標となる評価が可能になることを目標に、開発を進めた。現在も、①検査が簡便に行えること、②検査において特定の器具や環境を設定しないこと、③理学療法の有意性を示すことができること、の3点を特長とした評価になるよう、検討を続けている。

◆理学療法標準評価の作成までの経緯

　理学療法標準評価を作成するため、2019年度、理学療法標準評価作成委員会が設置された。理学療法標準評価作成委員会では、まず理学療法標準評価票第0版を作成し、事前実現可能性調査（プレフィージビリティスタディ）にて検証し、第1版を作成した。

　2020年度には、第1版を用いて、協力施設での「新たな理学療法評価票の作成に向けたその効果と使用に関する評価研究（フィージビリティスタディ）」を実施し、84名の症例におい

理学療法標準評価	基本運動能力の評価目的 7種類16項目の基本動作能力の評価		
主要項目			
Activity	基礎動作評価（6項目）	歩行評価（4項目）	上肢評価（2項目）
副次項目			
Impairment	筋力評価（1項目）	Personal Factor	活動意欲（1項目）
	疼痛評価（1項目）		
Participation	移動範囲（1項目）	Environment Factor	環境評価

図1　理学療法標準評価の構成

理学療法 標準評価票

【 記入にあたって 】
○ 各動作について、「評点」のうち評価時点の状態に最も当てはまるもの1つだけ○を付けてください。
○ 運動・動作能力があるにもかかわらず、何らかの理由で減点となった場合は、
「減点理由」にその理由を次のaからdのうち、最も当てはまるものを1つ選んで○を付けてください。

1．基礎動作評価項目

1) 寝返り（困難度の高い方向について評価）	評 点	減点理由
4：普通にしている	4	a. 痛み
3：しているが異常な方法	3	b. 医師の指示
2：普通にできる	2	c. 疲労
1：できるが異常な方法	1	d. その他
0：介助なしではできない	0	
X：評価不能・不明	X	

2) 起き上がり	評 点	減点理由
4：普通にしている	4	a. 痛み
3：しているが異常な方法	3	b. 医師の指示
2：普通にできる	2	c. 疲労
1：できるが異常な方法	1	d. その他
0：介助なしではできない	0	
X：評価不能・不明	X	

3) 30秒以上の座位保持（端座位）	評 点	減点理由
4：普通にしている	4	a. 痛み
3：しているが異常な方法	3	b. 医師の指示
2：普通にできる	2	c. 疲労
1：できるが異常な方法	1	d. その他
0：介助なしではできない	0	
X：評価不能・不明	X	

4) 立ち上がり	評 点	減点理由
4：普通にしている	4	a. 痛み
3：しているが異常な方法	3	b. 医師の指示
2：普通にできる	2	c. 疲労
1：できるが異常な方法	1	d. その他
0：介助なしではできない	0	
X：評価不能・不明	X	

図2　理学療法標準評価票

て評価票を使用し、その使用感についてのアンケートも収集した。

　フィージビリティスタディの結果を踏まえて改訂した第2版にて、本会会員の協力を得て、「大規模調査・研究」を実施した。同調査・研究では、1,467名の症例を収集することができ、その分析結果をもとに、FIMや介護認定評価と高い相関をもつ評価として、第3版の素案を作成するに至った。また、簡便に5項目で評価できる「リハビリテーション必要度評価」は、スクリーニングとして使用可能であることも示された。

　理学療法標準評価作成委員会は、第3版素案作成をもってその役目を終えた。理学療法標準評価の完成、および一般化・大規模化の任を担うことになったのは、理学療法標準評価推進運営部会である。

◆理学療法標準評価推進運営部会の活動

　2021年度に設置された理学療法標準評価推進運営部会では、まず第3版素案、および大規

模調査・研究における使用感に関するアンケートをもとに、理学療法標準評価第3版を完成させた。それとともに、システム検討ワーキンググループ、教育ワーキンググループ、普及啓発ワーキンググループを設置し、一般化・大規模化について検討した。

　その結果、2022年度の新生涯学習制度の開始とあわせて、ホームページ・会報誌への記事掲載、および会員向けeラーニングのコンテンツの作成・配信を行い、理学療法標準評価の普及・啓発を図った。eラーニングには938名から視聴の申し込みがあり、多くの理学療法士が理学療法標準評価について触れる機会が創出された。

　また、システム検討ワーキンググループでは、国のデータベースや調査などに採用されうるデータベースとなるよう、システム構築の検討を進めてきた。その結果、システム構築においては病期をまたぐ症例のデータ収集が必要であると判断し、まずは縦断研究を実施したうえで、その結果をもとに、再度システムについて検討することとなった。

　加えて、理学療法標準評価第3版を用い、急性期、回復期、および生活期を通じた基本動作能力の改善に対する予測妥当性と反応性を、理学療法標準評価により示すことができるかどうかを明確にする目的で、多施設共同研究による縦断研究を計画した。特に2022年度はその準備期間として、石川県でのオンライン説明会を実施し、共同研究機関(8施設)、研究協力機関(24施設)の協力のもと、対象者の倫理講習受講や研究計画書作成を行うなどの事前調整を進めた。

　理学療法標準評価は、現段階では診療・介護報酬算定の根拠となる評価票とはなっていないが、臨床現場で使用されるなかでの意見を収集したうえで、さらなる研究やシステム開発を行い、普遍的な理学療法評価となることを目指している。

文献
1)　日本理学療法士協会：理学療法標準評価.
　　https://www.japanpt.or.jp/pt/function/standardevaluation/　（2023/9/1閲覧）

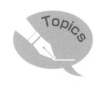

発達障がい児に関する
国民向けパンフレット

「令和4年版障害者白書」[1]によると、障害者のおおよその内訳は、身体障害者436万人、知的障害者(知的障害児を含む)109万4,000人、精神障害者419万3,000人と報告されている。また、文部科学省の「令和3〜4年度 特別支援教育に関する調査の結果」[2]では、令和3年度時点で通級による指導を受けている児童生徒数約18万3,000人のうち、約10万8,000人(自閉症3万6,000人、学習障害3万4,000人、注意欠陥多動性障害3万8,000人)は発達障害を有しており、年々増加傾向にあることが報告されている。

これに伴い、発達障害を有する児童(以下、「発達障がい児」という。)に対する支援やサービスへのニーズが増加している[3]。動作における不器用さを有する発達障がい児に対して、姿勢や運動指導、集団療育でのコミュニケーション指導といった包括的な指導が求められ、そのニーズも多様化している。

以上の医療福祉の情勢に応えるべく、本会では、発達障がい児の家族および関係者に対して、ライフステージに応じた学校や病院などで受けられる各種サービスをまとめ、それぞれの発達障がい児のステージに介入できる理学療法士の役割を掲載したパンフレットを作成した。

◆家族および関係者に向けて作成した
「発達障がい児に関する国民向けパンフレット」

「発達障がい児に関する国民向けパンフレット」(図1)では、「小学校入学前の時期」、「学校に行っている時期」、「社会人に向かう時期」の3つのライフステージに分け、各種サービスを提示した。

「小学校入学前の時期」では、子どもが発達障害を有しているかもしれないと不安に思う家族へ向けて、「サービス機関利用の道筋」と「各サービス機関で受けられるサービスの簡単な内容」を紹介している。地方自治体の保健活動を利用した相談、保険医療機関への受診、福祉機関の利用などについて、それぞれの機関の役割などを示し、理学療法などのサービスを受けやすくなるように、図やイラストを使ってわかりやすくまとめている。

「学校に行っている時期」では、生活時間の多くを学校で過ごすことによる環境の変化に対応するため、「学校以外に併行して利用できるサービス」と「学校での支援について」を紹介している。継続的な福祉機関もしくは医療機関での支援、および教育機関での支援に対して、理学療法士ができることを具体的な例とともに記載している。

「社会人に向かう時期」では、学校を卒業後、社会人としての生活に向けた準備が整えられるように、就労に関する支援サービスを含めた「医療と福祉サービス」を紹介している。また、

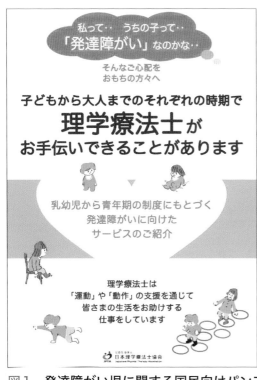
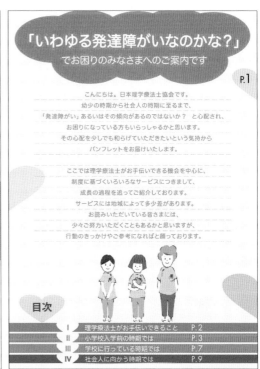

図1　発達障がい児に関する国民向けパンフレット：表紙と目次

「発達障がい児に関する国民向けパンフレット」は右QRコード、また下記アドレスよりダウンロードできる。

https://www.japanpt.or.jp/activity/asset/pdf/pamphlet_compressed.pdf

社会生活のなかには、医療・福祉以外にもさまざまな支援がある。発達障がい児が自分らしく社会に参加するためには、スポーツ教室やイベントへの参加を通して、多くの人とのかかわりをもつことが、身体のメンテナンスだけではなく、対人交流や社会参加のモチベーションの向上にもつながることなど、いくつかの生涯教育のポイントも記載している（図2）。

＊　＊　＊

　本パンフレットは、本会ホームページの国民の皆様向けサイトに掲載されている。パンフレットが、支援を必要としている多くの発達障がい児の家族および関係者、または医療関係者の手に届き、広く活用されることを期待している。また、今後は、理学療法士が障がい児および発達障がい児に対して、さまざまな視点から支援にかかわる機会が増えるような取り組みを実施していく。

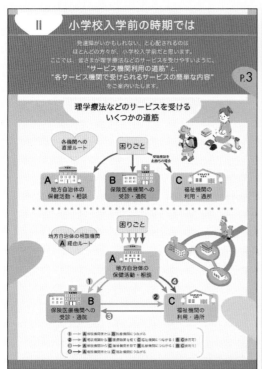

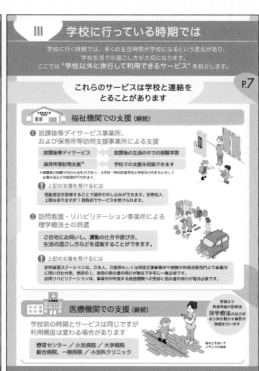

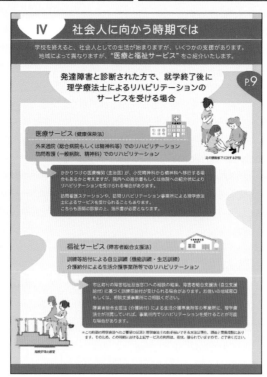

図2　発達障がい児に関する国民向けパンフレット：各ライフステージに応じた支援・サービス

文献

1) 内閣府：令和4年版障害者白書. 参考資料 障害者の状況、
   https://www8.cao.go.jp/shougai/whitepaper/r04hakusho/zenbun/siryo_01.html （2023年9月14日閲覧）
2) 文部科学省：令和3〜4年度特別支援教育に関する調査の結果について. 令和3年度通級による指導実施状況調査結果（別紙）.
   https://www.mext.go.jp/a_menu/shotou/tokubetu/1402845_00008.htm （2023年9月14日閲覧）
3) 厚生労働省：第6回 障害児通所支援に関する検討会（オンライン開催）. 参考資料1児童発達支援・放課後等デイサービスの現状等について.
   https://www.mhlw.go.jp/stf/newpage_29757.html （2023年9月15日閲覧）

「職場における腰痛予防宣言！」の取り組み

　政府は、第三次産業における労働災害防止対策を、第13次労働災害防止計画における重点事項の1つに位置づけ、その推進を図っているが、計画期間中を通して労働災害は増加している現状がある。特に、増加が顕著な小売業や保健衛生業などを中心として、その対策の見直しが喫緊の課題となっている。

　そこで本会では、2020年より厚生労働省の後援を受け、本会理学療法士が自らの職場の職員に対して腰痛予防策を講じる「職場における腰痛予防宣言！」事業（以下、「本事業」という。）を実施している。今回は2020年に続き、2回目の事業実施となる2022年の取り組みを紹介する。

◆事業背景

　わが国における業務上疾病は、腰痛が全体の約6割を占めている。特に、医療・介護職員を含む保健衛生業で多く、その割合は約8割にものぼっている。保健衛生業における腰痛発生状況は年々増加傾向にあり（図1）、今後の少子高齢化社会において、労働者の人員・生産性の両方に影響を及ぼす腰痛への対策は急務である。

　このようななか、厚生労働省は令和4（2022）年3月に「職場における転倒・腰痛等の減少を図る対策の在り方について」という提言を発出し、腰痛などの予防をする取り組みを推進するにあたっては、その具体例として、腰痛予防に知見がある理学療法士などのリハビリテーション専門職を活用することが明記された。また、同年6月7日に示された内閣府の「経済・財政

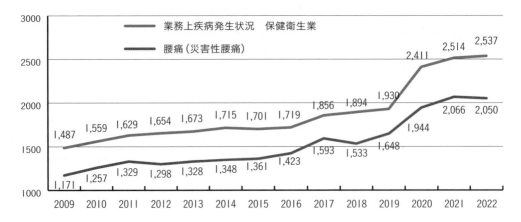

図1　保健衛生業における腰痛発生状況の推移

運営と改革の基本方針（骨太の方針）」において、リハビリテーションを含めた予防・重症化予防・健康づくりを推進することが明記されるなど、政府や国民の理学療法士に対する期待は高まっている。

これらの状況を鑑み、本会会員の理学療法士が所属する全国2万40の施設において、会員が、医療・介護職種の安全衛生に関する新たな知見を得ながら自らの専門性を発揮し、施設内労働者の安全衛生にかかわっていくため、本会は、腰痛予防対策への取り組みを発信していくこととした。

◆事業内容

本事業は、3つの取り組み（本事業では「Mission」と呼んでいる）から構成されている。Mission 1は、本会が作成・頒布した腰痛予防の啓発ポスター（図2）を職場に掲示することである。Mission 2は、職場内で他職種に対して腰痛予防講習会を企画・開催することである。講習会内容は任意であるが、本会から参考として講習会の教材を提供した。Mission 3は、職場内の腰痛リスクを見積もり、改善提案を行うことである。厚生労働省は「腰痛予防対策指針」とともに、「腰痛予防対策チェックリスト」を示しており、これらを活用して、自施設における腰痛リスクを評価することとした。

なお、Mission 2に取り組むと「銀メダル施設」、Mission 3に取り組むと「金メダル施設」として認定され、参加特典として、「銀メダル施設」、「金メダル施設」の認定ポスターが進呈されるほか、本会ホームページ上において、メダル認定施設として施設名が公開することができ、施設の広報にもつなげられるようにしている。

◆結果

本事業は、2022年9月1日から2023年3月24日まで実施した。その結果、認定施設の総数は、銀メダル（Mission 2まで達成）が144施設、金メダル（Mission 3まで達成）が71施設であった。Mission 2で実施された腰痛予防講習会には、看護師や介護職員を中心に10職種以上を含む総勢7,370名の参加があり、全国で幅広い職種を巻き込んだ腰痛予防の取り組みが、初回を上回る勢いで実施された。

事業に参加した本会会員の感想としては、「介護現場と看護師によって発生状況が違っていた」、「腰痛負担の少ない姿勢を伝えることで腰痛の発生が減少した」、「作業姿勢や動作で気になることがある際に、理学療法士への相談が増えた」などがあり、事業への参加による効果のほか、理学療法士の専門性への多職種からの理解も示されていた。また、「多職種との信頼関係を深めることができ、また来年も参加したい」、「この活動をきっかけに腰痛予防に対する意識をさらに高めていけるように努めていきたい」など、本事業が今後の継続的な腰痛予防への取り組みに向かうきっかけとなっていた。

一方で、業務時間内で取り組み時間を確保することや、施設や多職種からの理解を得ることの困難さ、また講習会で伝えた内容を日々継続して実践してもらうためにはどうすればよいか、

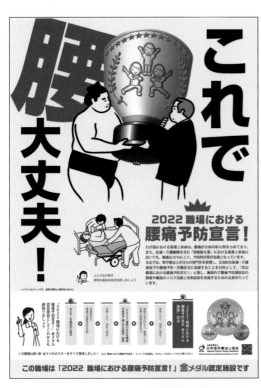

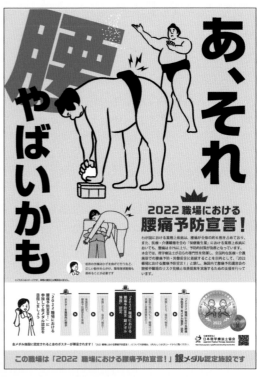

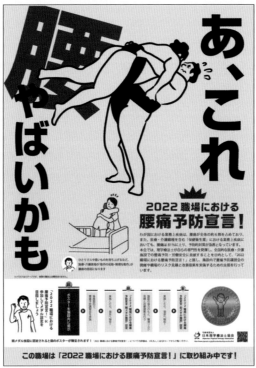

図2　腰痛予防の啓発ポスター

といった課題が、会員の報告からみえてきた。

＊　　＊　　＊

　本事業は、理学療法士が自らの職場において腰痛予防に取り組むことにより、病院や介護施設といった保健衛生業における腰痛発生状況への対応を強化・推進する事業である。しかし、腰痛が発生しやすいのは保健衛生業だけではない。小売業、製造業などを中心に、腰痛リスクをはらむ業種・業態・職種はさまざまである。現状として、こうした産業保健領域の取り組みにかかわる理学療法士は少ないが、社会の課題やニーズに応じて、徐々に広がりをみせつつある。今後はさらに理学療法士の専門性を活用して、腰痛予防などの労働安全衛生における役割を果たし、健康に働く社会を実現するための一翼を担うことが、より一層期待される。

　本事業を今後も継続することで、より多くの職場の職員に、腰痛予防の取り組みを届けていきたい。

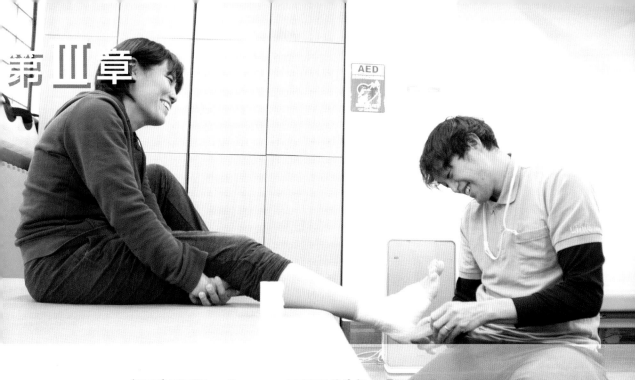

活躍する理学療法士

1 高年齢労働者の就労支援に関するモデル事業
2 スポーツへの取り組み

1

高年齢労働者の就労支援に関する モデル事業

はじめに

政府は2040年を予測して、現役世代（担い手）が急減することから、70歳までの就業機会を確保し、働く意欲がある高齢者がその能力を十分に発揮できるように、高齢者の活躍を促進する環境整備が必要である、としている。

そこで、本会では2021年度より、働く意欲がある高年齢労働者がその能力を十分に発揮し、できるだけ長く継続的に活躍できるよう、理学療法士による高年齢労働者の就労支援モデルを、士会と連携して構築している。本項では、「高年齢労働者の就労支援に関するモデル事業」の取り組みについて報告する。

2021年度モデル事業に採択された都道府県と事業の進め方

2021年度にモデル事業として採択されたのは、福島県理学療法士会、新潟県理学療法士会、岡山県理学療法士会であった。2021年度中に、各士会の事業計画をブラッシュアップするとともに、支援予定の企業・団体への営業活動、および打ち合わせなどを実施し、事業の具体的な準備を進めた。

2022年1月28日、モデル事業のキックオフ会議を実施し、各士会は、他県の士会関係者が傍聴するなか、事業計画の発表を行った。キックオフ会議では、本事業がより有意義な事業になるよう、本会に設置している産業領域業務推進部会の有識者、および産業保健・人間工学・作業管理・エイジマネジメントを専門とする神

代雅晴氏（本会顧問・産業医科大学名誉教授）らからアドバイスを得られる体制を整え、事業の詳細を検討した。

2022年5月13日、事業計画説明会を実施し、キックオフ会議で得たアドバイスを参考に練り上げた事業計画を、各士会が発表した。さらに、産業領域業務推進部会や神代顧問らからのアドバイスも参考にしつつ、モデル事業の内容を再度検討し、事業計画の修正を加えて、それぞれの事業を開始した。

2022年10月25日に中間報告会を、2023年3月22日に事業報告会を実施し、取り組んできた事業、および次年度に向けた展望や課題を報告した。

福島県理学療法士会の取り組み

福島県理学療法士会は、40歳以上の介護従事者を対象に、「ふくしま介護腰痛ゼロ事業」を実施した。この事業の目的は、中高年齢介護労働者の腰痛リスクを低減させ、労働寿命の延伸を促進することであった。

腰痛予防の講習会として、介助技術、福祉用具、運動指導の講演や実技セミナーを開催した。また、健診・データ分析事業として、企業単位ごとの腰痛の実態ならびに高年齢労働者に対する離職リスクについて、分析・調査を行った。そして、腰痛運動支援整備事業として、「職業性腰痛予防ハンドブック」や体操動画を作成した。

事業結果の概要としては、協会けんぽ事業（全国健康保険協会福島支部における健康事業所宣

言の事業所に対する腰痛予防研修事業）には4事業所から20名が参加し、出張支援セミナー（移乗支援に関するセミナー）には4事業所から30名が参加した。データ分析事業は、1事業所の8名に対して実施された。

次年度以降に実施予定の事項としては、協会けんぽ事業、出張支援セミナー、データ分析事業、腰痛運動支援整備事業が計画されている。

新潟県理学療法士会の取り組み

新潟県理学療法士会は、「高年齢労働者のための転倒・腰痛・膝痛予防事業」を実施した。この事業は、シルバー人材センターに登録する会員およびその予定者、産業保健総合支援センターから紹介された企業や団体を対象として実施された。主な目的は、高年齢労働者の身体的な問題をサポートし、長期間にわたり安心して就労できる身体的環境を整えることであった。

事業の実施状況については、シルバー人材センターでは2カ所で講演や体操体験事業が実施され、合計46名が参加した。産業保健総合支援センターから紹介された企業や団体では、講演や体操体験事業を5カ所で実施し、さらに2カ所で講演、および個別の身体機能の評価・体操指導事業を実施し、合計264名が参加した。また、理学療法士会員向けの事業説明会には12名が参加し、高年齢労働者就労支援研修会には計137名が参加した。

事業結果の概要としては、合計9カ所で転倒・腰痛・膝痛予防セミナーなどが実施された。特に、転倒と腰痛予防セミナーの需要が高く、腰痛予防の個別指導が好評であった。また、事業展開に関して、講演依頼が予想を上回ったため、人材育成のための事業説明会と研修会を開催した。

来年度以降に実施予定の事項として、シルバー人材センターでの運動機能測定会、新潟産業保健総合支援センターとの協力継続、2022年度に訪問した企業への再訪問、新潟小売業SAFE協議会への介入が計画されている。

岡山県理学療法士会の取り組み

岡山県理学療法士会は、「高年齢給食調理員に対する就労支援事業」を実施した。この事業は、学校給食センターに所属する50歳以上の男女従業員を対象として実施された。主な目的は、給食調理員の立ち仕事や大型調理機の使用による、腰部や膝関節の痛みなどの身体的問題をサポートし、労働災害の防止、さらには高年齢労働者の就労支援の向上を図ることであった。

事業実施の経過としては、2022年8月に岡山県内の学校給食事業者に対してアンケート調査を行い、興味を示した給食センターに対して、2023年1月5日に「腰痛のメカニズムとその予防方法について」の研修会を実施し、13名が参加した。その後、同年3月30日に事業説明会と身体活動量などの質問紙、および筋力・バランス能力・柔軟性の評価を行い、ICT（情報通信技術）を活用し、転倒・腰痛予防を中心とする運動指導を実施した。

ICTを活用した転倒・腰痛予防を中心とする運動指導は、感染管理においてすぐれ、また遠隔地からでも指導が可能なことから、労働適応能力の向上に寄与することが期待される。

次年度以降は、約4カ月間の運動指導を通じて、労働災害の予防と労働適応能力の向上を目指した取り組みの実施を予定している。さらに、介入事業を評価し、ICTを活用した転倒・腰痛予防を中心とする運動指導の精度を高め、高年齢労働者の就労支援ツールとして展開するとともに、他業種への参入も検討している。

2022年度モデル事業 実施に向けた公募

2022年度においても、モデル事業を実施す

る士会を公募し、具体的な理学療法士による高年齢労働者の就労支援のモデル構築を目指した。

モデル事業を実施することで、

①高年齢労働者の就労継続に必要な要素の評価、および身体的要素の支援を理学療法士が実施することにより、国民の健康寿命の延伸に寄与する

②士会とともにモデル事業を構築することで、高年齢労働者の就労支援における理学療法士の役割を明確にする

③モデル事業を横展開することで、全国での高年齢労働者の就労支援が推進され、理学療法士の公的保険外領域での活躍の場を創出するという効果を期待した。

士会への公募は、以下の手順で実施した。

◆士会へ公募の発出

2022年9月12日、モデル事業の実施に係る公募について、士会に文書で通知するとともに、公募要領、申請書などを発出した。

◆仮申請および本申請

士会として、本事業に申請する意向があるかを確認するために、10月7日までに仮申請を受け付けた。1士会から仮申請があり、本事業の申請の意向を確認した。本申請は、10月31日までとし、申請書、エントリーシートの提出を求めた。本申請は、宮崎県理学療法士会から申請された。

◆事業の選定

申請事業の選定では、産業領域業務推進部会の部会員が申請書などを審査し、その結果を踏まえて職能担当業務執行理事が選定し、11月15日に選定結果を士会に通知した。選定の結果、宮崎県理学療法士会がモデル事業として選定された。

表1　2023年度（令和5年度）モデル事業事業計画（案）

	宮崎県
対象	タクシー運転手
事業計画内容	・アンケートによる実態調査 ・アセスメントシートや身体活動量等に関する質問紙および身体機能評価 ・ICTを活用した運動指導

モデル事業に採択された事業

宮崎県理学療法士会によるモデル事業の計画内容を表1に示す。2022年度中は、事業計画をブラッシュアップするとともに、支援予定の企業・団体への営業活動、および打ち合わせなどを実施し、事業の具体的な準備を進めた。

宮崎県理学療法士会は、宮崎県タクシー協会へ出向き、高年齢タクシードライバーの課題などを聴取したうえで、事業に協力していただけるタクシー事業所において、高年齢のタクシードライバーを対象に、アンケートによる実態調査、身体活動量などの質問紙、および筋力・バランス能力・柔軟性の評価を行い、その後、ICTを活用した転倒・腰痛予防を中心とする運動指導を実施する予定である。

2023年2月8日には、キックオフ会議を実施し、事業計画を発表するとともに、アドバイザーや神代顧問からアドバイスを得ながら、モデル事業の内容を検討した。

2023年度以降、モデル事業を具体的に実施し、その成果などは報告会や報告書において示される予定である。これにより、他の士会の参考となり、横展開のモデルとなるよう進めていく。

▎おわりに

2023年2月13日、厚生労働大臣の諮問機関である労働政策審議会は、加藤勝信厚生労働大臣に対して「第14次労働災害防止計画」につい

て答申を行い、「理学療法士等を活用」することが明記された。

2023年3月8日に策定された第14次労働災害防止計画は、2023年度を初年度とする5年間を対象としたもので、厚生労働省は、この答申を踏まえて計画を策定し、目標の達成に向けた取り組みを進めることとなる。

高齢化の一層の進展、現役世代の急減という日本の人口構造において、高齢者が本人の意欲と能力に応じて生き生きと活躍することが、健康寿命の延伸に寄与し、さらに社会の活力維持向上につながる。今回の事業実績報告により、これまで理学療法士が医療・介護分野、さらには介護予防などで培ってきた専門的な知識・技術が、高年齢労働者の健康管理などを通じた就労支援にも貢献できる可能性が示された。

引き続き、本会と士会が連携した事業を実施することで就労支援モデルを構築し、高年齢労働者の就労支援における理学療法士の役割を明確にして、高年齢労働者が安全・健康に、そして能力を発揮して、安心して継続的に活躍するための環境整備に貢献したい。

第Ⅲ章

活躍する理学療法士

2 スポーツへの取り組み

はじめに

1965年に制定された「理学療法士及び作業療法士法」には、「理学療法とは、身体に障害のある者に対し、主としてその基本的動作能力の回復を図るため、治療体操その他の運動を行なわせ、及び電気刺激、マッサージ、温熱その他の物理的手段を加えることをいう。」と定められている。理学療法士にとって、「運動」は治療手段であり、スポーツは、非常に身近な活動であるといえよう。

2021年に本会が会員に対して行ったアンケート[1]によると、理学療法士を目指したきっかけに自身のスポーツ活動はかかわっていますか、という問いに対して、半数以上の56.6％が「はい」と回答している。しかし、現在、スポーツ・障がい者スポーツにかかわっている、と回答した数は、そのなかの23.8％にとどまった。この結果は、スポーツ活動をきっかけに理学療法士の資格を取得したものの、実際にはスポーツにかかわっていない理学療法士が大半を占めている、ということを示している。

そこで本会は、スポーツ分野における理学療法士のニーズを把握するとともに、この分野にかかわる理学療法士の質の担保と量の確保に努めるための事業に取り組んだ。本項では、その事業概要について紹介する。

国が目指す方向性：第3期スポーツ基本計画

スポーツ庁は、対象期間を2022年度（令和4年度）から2026年度（令和8年度）までとする「第3期スポーツ基本計画」[2]を、2022年3月25日に策定・公開した。「スポーツ基本計画」とは、スポーツ基本法の規定に基づき、文部科学大臣が定めるスポーツに関する施策の総合的かつ計画的な推進を図るための重要な指針であり[3]、対象の5年間で国等が取り組むべき施策や目標などが、具体的に定められている。

2021年夏のコロナ禍に開催された東京オリンピック・パラリンピック競技大会（以下、「東京大会」という。）において、本会はオリンピック・パラリンピック競技大会組織委員会（以下、「組織委員会」という。）から正式な依頼を受け、対応する理学療法士の質の担保と量の確保に向けて7年間にわたって会員へさまざまな活動を行った結果、東京大会への約500名の会員の参加[4]が実現した。

先述の第3期スポーツ基本計画においても、東京大会における活動を振り返るなかで、理学療法士の活動に触れているとおり、組織委員会は、選手村にポリクリニックおよびフィットネスセンターを一体的に設置し、医師、歯科医師、看護師はもとより、理学療法士などのコメディカルスタッフも含めたスポーツ医学・科学の素養をもつ多様な職種を配置した。これらの専門性を最大限に活用して、世界最先端の取り組みにも並ぶ切れ目のない連携の下で選手のサポートを行ったことが、参加した選手や大会関係者から高い評価を得た、と記載されている。また、今後はこうした取り組みを人々の日常的なスポーツの場面にも展開し、国民の健康増進

に寄与していくとし、性別、年齢、障がいの有無などにかかわらず、広く一般に向けた普及啓発を行うとともに、スポーツの実施に関する具体的な数値として、成人の週1回以上のスポーツ実施率が70％、障がい者では40％になること、また成人の年1回以上のスポーツ実施率が100％に近づくこと、障がい者は70％程度になることを、目標として掲げている[2]。

　一方、この方向性を裏づけるように、2022年秋には、スポーツ庁健康スポーツ課の専門職として、理学療法士が採用された。採用募集時に示された業務内容は、スポーツによる健康増進を図るため、スポーツ実施促進の効果的な方法等に関する科学的知見の集積や、科学的根拠に基づいた安全かつ効果的なスポーツ実施を促進・支援するために必要な施策の企画立案、実施等に関する業務[5]であり、国民の健康に寄与するスポーツ振興に、理学療法士の知識と経験を生かす役割が期待されている。

　障がい者スポーツに目を向けると、2020年にスポーツ庁が委託調査した「障害者のスポーツ参加促進に関する調査研究」で、障害発生後にスポーツを始めたきっかけとして一定数が、理学療法士などの医療従事者に勧められた、と回答しており、医療関係者からの勧奨が大きな役割を担っていることがわかっている。特に、肢体不自由（車椅子が必要）の対象者では、「理学療法士（PT）・作業療法士（OT）・看護師等の医療従事者に奨められた」ことをスポーツのきっかけにしている割合が、21.8％を占めていた[6]。

　医療・介護・福祉の現場等において、日常的に高齢者や障害のある方々に接する機会の多い理学療法士は、医学的知識をもとにして、それぞれの身体の状態に合わせた適切なスポーツへの向き合い方を、アドバイスすることができる。障害のあることが障壁となり、スポーツを始めることに躊躇してしまう方々に対して、理学療法士は、安全かつ効率的に、その人に合ったスポーツに出会うきっかけを提供できる職種であるといえよう。

本会の取り組み

　本会においても、東京大会をきっかけとして理学療法士の間で高まりつつあるスポーツ分野に対する関心をさらに喚起し、国民の健康増進に寄与するために、理学療法士がスポーツ・障がい者スポーツ分野における活動を継続的に行うことを目的として、2021年に引き続き、「スポーツ理学療法の全国展開・推進事業」と「障がい者スポーツ普及促進事業」の2つの事業を展開した。

スポーツ理学療法の
全国展開・推進事業

　「スポーツ理学療法の全国展開・推進事業」においては、スポーツ理学療法の全国展開・推進運営部会を設置し、2021年度に実施したアンケート結果をもとに、全国47の都道府県理学療法士会から、それぞれのスポーツ理学療法担当者が集まり2回の会議を開催した。

　新型コロナウイルス感染症の感染状況を考慮しWeb開催ではあったものの、第1回は各士会においてスポーツ理学療法にかかわる担当者が集い、顔の見える関係の構築とそれぞれの取り組みを共有し合う場を提供した。課題として、新型コロナウイルス感染症の感染拡大の影響により、十分な活動ができないことを挙げる士会が多く、新型コロナウイルス感染症収束後の活動拡大に期待する声が多かった。

　第2回の会議では、特に特徴的・先進的な取り組み（人材育成、国際競技大会および国民スポーツ大会への参画、関連他団体との連携など）を行っている士会の活動をピックアップして紹介したうえで、8つのグループに分かれてグループワークを行った。また、士会間の連携を

推進する目的で、新たなネットワークを構築した。これにより、互いの好事例などを共有し合うことが可能になり、それぞれの地域における活動のさらなる発展が期待される。

障がい者スポーツ普及促進事業

「障がい者スポーツ普及促進事業」では、理学療法士が障がい者のスポーツへの参加を積極的にサポートすることや、障がい者スポーツの競技会ないし関連イベントの運営を理学療法士が支援することが、障がい者の社会参加を促進し、活力ある社会の創生に寄与することにつながると考え、さまざまな事業を展開した。

2021年度に引き続き、障がい者スポーツ普及促進運営部会を設置し、公益財団法人障がい者スポーツ協会(現在:公益財団法人パラスポーツ協会)が発行している中級障がい者スポーツ指導員(現在：中級パラスポーツ指導員)[7]の資格を、理学療法士養成校の学生が卒業と同時に取得できる「資格取得認定校」に関する説明会を2回開催し、累計で71校の養成校が参加した。

また、障がい者スポーツに関連するカリキュラムのない養成校に対して、部会員を派遣し、モデル講義を行った。70名以上の学生と教員が受講し、障がい者スポーツへの理解を深めた。そして、障がい者スポーツにかかわる理学療法士のネットワーク構築の一環として、中級障がい者スポーツ指導員資格をもつ理学療法士のオンライン交流会を開催した。全国から21名の理学療法士が参加し、顔の見える関係づくりと、それぞれの活動実態を共有することができた。

臨床で働く理学療法士にとどまらず、理学療法士養成校の学生への普及活動を通じて、障がい者の社会参加に貢献していくことが期待される。

おわりに

障がい者スポーツを含めたスポーツ理学療法の分野は、トップレベルのアスリート支援だけではなく、子どもから学生、高齢者までの幅広い層を視野に入れ、スポーツ愛好者のスポーツ障害予防、障がい者が安全にスポーツを行うためのアドバイス、健康増進につながる生涯スポーツなど、さまざまな場面に広がりをみせている。冒頭で紹介した、本会が本会会員に対して行った2021年のアンケートにおいて、現在はスポーツ・障がい者スポーツにかかわっていない、と回答した人のうちの6割近くが、今後は理学療法士としてスポーツにかかわりたい、とも回答している。

今後も、この分野における理学療法士の活躍の場を広げるための活動を、継続して行っていく予定である。

文献
1) 日本理学療法士協会：JPTA NEWS. Vol333. 2021. p6-7.
2) 文部科学省：第3期スポーツ基本計画. https://www.mext.go.jp/sports/content/00 0021299_20220316_3.pdf （2023/9/6閲覧）
3) スポーツ庁：第3期スポーツ基本計画. https://www.mext.go.jp/sports/b_menu/ sports/mcatetop01/list/1372413_00001.htm （2023/9/6閲覧）
4) 日本理学療法士協会：記録集　東京2020オリ・パラ大会から理学療法士の未来に向けて. https://www.japanpt.or.jp/activity/books/ tokyo2020recordcompleted.pdf （2023/9/6 閲覧）
5) 文部科学省：任期付職員の採用のお知らせ(科学的根拠に基づいた安全かつ効果的なスポーツ実施促進等に関する業務). https://www.mext.go.jp/b_menu/saiyou/ sonota/1417284_00018.htm （2023/9/6閲覧）
6) スポーツ庁：『障害者スポーツ推進プロジェクト(障害者のスポーツ参加促進に関する調査研究)』報告書. https://www.mext.go.jp/sports/content/20

210430-spt_kensport01-000014680_20_2.pdf
（2023/9/6閲覧）

7）　公益財団法人日本パラスポーツ協会：公認パラス

ポーツ指導者.
https://www.parasports.or.jp/leader/leader_
aim_method.html　（2023/9/6閲覧）

第Ⅲ章

活躍する理学療法士

「理学療法が支える未来2030」の発行

　内閣府が公表した「令和5年版高齢社会白書（2023年6月20日閣議決定）」の将来推計によると、2030年には高齢化率（65歳以上人口割合）が30.8％になり[1]、国民の3人に1人が、65歳以上の高齢者になることが予想されている。これによって労働人口が減少し、深刻な人手不足が発生するという。したがって、2030年に向けて、日本の経済成長を支える生産力を確保するためには、長く健康に働くことのできる環境をつくることが重要となる。

　一方、政府が開催した「人生100年時代構想会議」が2018年に発表した「人づくり改革基本構想」[2]のなかでは、人生100年時代に向けて、高齢者から若者まで、すべての国民に活躍の場があり、すべての人が元気に活躍し続けられる社会、安心して暮らすことのできる社会をつくることが必要で、誰にでもチャンスがある国へと変えていくためには、意欲のある高齢者に働く場を準備するなど、高齢者雇用を促進する必要があること、などが記されている。

　厚生労働省は、地域包括ケアシステムのさらなる深化・推進を検討する視点として[3]、医療・介護・住まい・生活支援・社会参加の支援が必要な者は、高齢者に限らず経済的困窮者、単身・独居者、障害者、ひとり親家庭や、これらの要素が複合したケースも含め、究極的には、すべての人が地域、暮らし、生きがいを共に創り、高め合う「地域共生社会」を実現することが地域包括ケアシステムの目指す方向である、としている。すなわち、障がいの有無にかかわらず、自らの意欲と能力を発揮して、互いに支え合って活躍できる地域共生社会の実現に向けて、障がい者の社会参加をいかに推進していくかもまた、今後の重要な課題である。

　これらの社会課題に対して、私たち理学療法士が寄与できるところは多い。そこで本会では、理学療法士ができることを知ってもらい、活用していただくために、「2030年の国民の生きがいを支える理学療法士のビジョン」として「理学療法が支える未来2030」（図1、2、表1）を発行し、本会ホームページで公開した。

文献
1)　内閣府：令和5年版高齢社会白書.
　　https://www8.cao.go.jp/kourei/whitepaper/w-2023/gaiyou/05pdf_indexg.html　（2023年9月10日閲覧）
2)　人生100年時代構想会議：人づくり改革 基本構想.
　　https://www.kantei.go.jp/jp/content/000023186.pdf　（2023年9月10日閲覧）
3)　厚生労働省：社会保障審議会第96回　資料2.
　　https://www.mhlw.go.jp/content/12300000/000979662.pdf　（2023年9月10日閲覧）

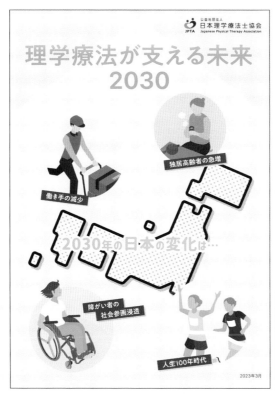

図1　理学療法が支える未来2030：表紙

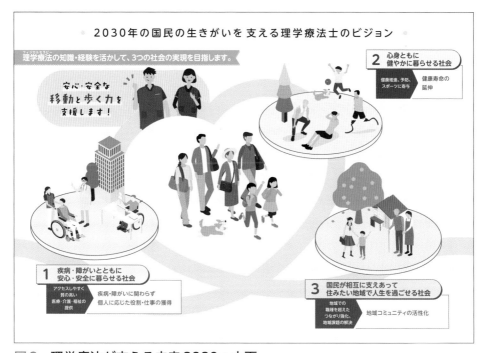

図2　理学療法が支える未来2030：中面

表1　理学療法が支える未来2030：
理学療法士の知識・経験を生かして実現を目指す3つの社会

1. 疾病・障がいとともに、安心・安全に暮らせる社会

誰もが安心して、安全に暮らせる社会を目指します。

万が一、病気になっても障がいが残っても、医療的な治療だけでなく、介護、福祉、教育、就労まで、回復段階やライフステージのさまざまな場面で理学療法士が支えます。

理学療法士は、子どもから高齢者まであらゆる世代を対象として、その人らしい生活ができるようにお手伝いします。

2. 心身ともに健やかに暮らせる社会

誰もが心身ともに健やかで暮らせる社会を目指します。

理学療法士は、病気やケガで、運動機能が低下したり、またその恐れがある方だけでなく、すべての皆様の健康増進を推進します。

病気の発症や再発予防、日常生活の質を高めるための運動機能の維持向上、スポーツにおける傷害予防やパフォーマンス向上など、国民の健康寿命（日常生活に制限のない期間）の延伸を支援します。

このなかには、腰痛・転倒などの労働災害の防止に対して、理学療法の知識や経験を生かして、長く健康に働き続けられる社会を目指すことも含んでいます。

3. 国民が相互に支え合って、住みたい地域で人生を過ごせる社会

公的な制度だけでなく、身近な地域のなかでの支え合いができる社会を目指します。

住民の主体的・継続的な健康づくりの取り組みを理学療法の知識と経験で支えます。

さらに地域の実情に応じた地域資源を活用したり、地域で活躍する他の専門職と連携し、よりよい生活支援体制を目指します。

それにより、職種を超えたつながりを強化し、地域課題の解決に向けて、地域コミュニティの活性化につなげていきます。

「理学療法ハンドブック」（全18巻）の完結

　「理学療法ハンドブック」は、「疾病予防や健康増進について困ったときに使える1冊」をコンセプトとし、健康について、何らかの疑問や悩みをもっている国民に向けて作成した冊子である。

　本事業は、2015年の理学療法ハンドブック作成特別委員会の設置から始まり、年ごとに設定したテーマの冊子を順次発行してきたが、2022年度の第18巻の発行をもって、本事業を完結することとなった。8年をかけて全18巻を発行できたことは、本会会員および関係者各位からのご支援、ご協力により実現できたものであり、この場をお借りしてお礼を申し上げたい。

◆理学療法ハンドブック発行の目的

　本事業の目的は、エビデンスに基づいた理学療法ハンドブックを提供することにより、国民の健康増進と疾病予防を図ることを目的としていた。また発行当初、理学療法に関する概念が、リハビリテーション医療・福祉関係者やその対象者以外の方々に対して、十分に浸透していないことが大きな課題とされていたため、理学療法への対外的・社会的な理解向上という目的もあった。

表1　理学療法ハンドブック発行一覧

発行年	発行テーマ	
2016年度	シリーズ1　健康寿命	
2017年度	シリーズ2　脳卒中	
	シリーズ3　腰痛	
2018年度	シリーズ4　心筋梗塞・心不全	
	シリーズ5　スポーツ	
	シリーズ6　糖尿病	
2019年度	シリーズ7　変形性膝関節症	
	シリーズ8　認知症	
2020年度	シリーズ9　慢性閉塞性肺疾患（COPD）	
	シリーズ10　女性のライフステージ	
	シリーズ11　がん	
2021年度	シリーズ12　栄養・嚥下	
	シリーズ13　肩関節周囲炎	
	シリーズ14　在宅での危険予防	
2022年度	シリーズ15　産業分野の予防	
	シリーズ16　小児	
	シリーズ17　変形性股関節症	
	シリーズ18　転倒予防	

◆シリーズテーマおよび発行時期

　2016年度の「シリーズ1　健康寿命」から始まり、2022年度までに全18巻が発刊された（表1）。各テーマは、健康・予防セミナーなどで有効活用ができる内容とし、脳卒中や心筋梗塞・心不全などの疾患をテーマとしたもの、生活に役立つ身近な内容をテーマとしたものなどを発行した。

　2022年度は、「産業分野の予防」、「小児」、「変形性股関節症」、「転倒予防」の計4巻を発行した。また、視覚障害や印刷物の読みに困難を有する方などにもご活用いただけるよう、DAISY（Digital Accessible Information System）版を作成し、本会ホームページに掲載した。

　なお、発行のつど、本会ホームページに、PDF版の理学療法ハンドブック、理学療法ハンドブック活用チラシ（図1）を掲載しており、ダウンロードして利用することを促している。

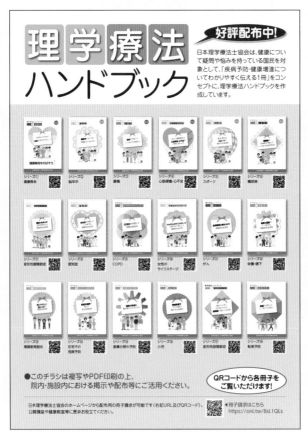

図1　理学療法ハンドブック活用チラシ
「理学療法ハンドブック」はQRコード、また下記アドレスよりダウンロードできる。
https://www.japanpt.or.jp/about_pt/therapy/tools/handbook/

◆活用状況

　理学療法ハンドブックは、国民向けのセミナーやイベント、施設内での設置などにおいて、多岐に渡りご活用いただいている。2022年度では、1,102件の発送を行い、延べ23万8,396部の発送を行った。特に配布希望の多かった「シリーズ1 健康寿命」、「シリーズ3 腰痛」、「シリーズ7 変形性膝関節症」、「シリーズ13 肩関節周囲炎」は、それぞれ2万部以上を配布した（表2）。

　また、2022年度に本会に100部以上の広報物を依頼した方を対象としたアンケート（「理学療法士ガイド」等を含む調査）では、広報物を受け取った方のおおよその反応として、「とても満足していた」31%、「満足していた」60%と、好評を得ていることがわかった。

◆発刊までの取り組み

　ハンドブック作成にあたっては、理学療法ハンドブック作成特別委員会（後に、理学療法ハンドブック作成部会に移行）を立ち上げ、配布目的（全体テーマ）、配布対象、形態、構成、活用方法などを検討した。

　実用的なハンドブックを作成するため、第1版の発行前にはプレリリース版を作成し、第

表2　理学療法ハンドブック配布数

発行シリーズ		配布数（冊）		
		2020年度	2021年度	2022年度
1	健康寿命	28,373	20,903	28,826
2	脳卒中	20,746	10,803	11,784
3	腰痛	30,610	17,311	21,462
4	心筋梗塞・心不全	22,461	12,287	14,090
5	スポーツ	17,320	9,515	9,624
6	糖尿病	25,947	13,436	13,773
7	変形性膝関節症	32,732	16,223	21,019
8	認知症	29,195	14,435	17,003
9	慢性閉塞性肺疾患（COPD）	4,726	13,285	11,689
10	女性のライフステージ	858	12,503	11,545
11	がん		12,931	11,901
12	栄養・嚥下			19,164
13	肩関節周囲炎			20,901
14	在宅での危険予防			19,975
15	産業分野の予防			2,629
16	小児			1,594
17	変形性股関節症			686
18	転倒予防			731

43回国際福祉機器展来場者に配布してアンケートを実施するなど、多くの方のご協力のもと、初版を作成することができ、その後に発行した冊子の構成のベースとなった。また、新刊の発行と並行して、既刊の内容も随時改訂を行った。

＊　　＊　　＊

　理学療法ハンドブックは、これまでに多くの方の手元に届き、国民の健康増進・疾病予防に大いに寄与することができたと考える。しかし、全18巻の発行を通して、どのようなテーマを設定して発行するか、既刊の内容をどのように更新するかなどの課題が生じた。

　これらの課題に対応するため、2023年度からは、新たに国民の健康増進・疾病予防に寄与する冊子発行について、検討する運びとなった。既刊の理学療法ハンドブックを活用しつつ、さらに国民の健康増進・疾病予防に寄与する広報媒体の発行を目指したい。

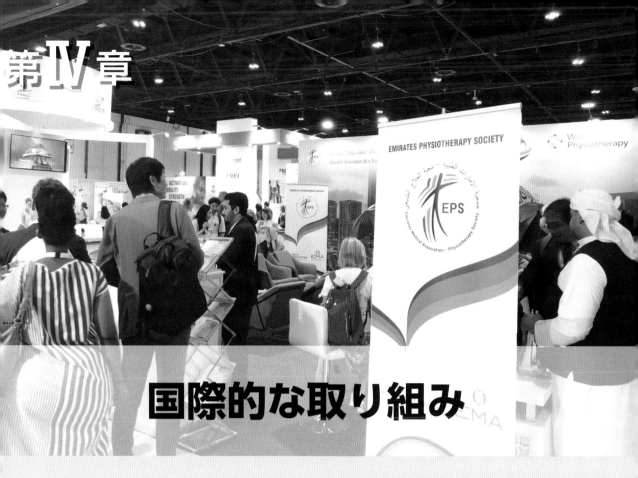

第Ⅳ章

国際的な取り組み

1 国際協力および貢献に資する事業
2 国際調査・情報収集事業

1 国際協力および貢献に資する事業

はじめに

2025年に世界理学療法連盟（World Physiotherapy）学会が、東京にて開催されることが発表された。1999年の横浜における開催以来、約四半世紀ぶりの日本での開催となる。学会開催を見据え、国際的な人材の育成や、海外の理学療法士協会との友好関係構築のための諸活動が肝要となる。

特に2022年度は、本会重点事業として「免許の国際化」を掲げ、知識や技術の向上などを通じた「国内外における理学療法士の活躍の拡大」を、全体目標の1つとしてきた。

本項では、他の国や地域の理学療法士協会などと取り組んできた、人材育成事業、オンライン上での交流、SNSでの情報配信などの国際事業を紹介する。

世界理学療法連盟AWP地区Webinar

2022年12月12日、世界理学療法連盟アジア西太平洋地区（AWP：Asia Western Pacific region）主催「World Physiotherapy AWP region webinar」がオンラインで開催され（図1）、アジアを中心に約270名が参加した。

当日は、AWP地区執行委員会委員のLê Thanh Vân氏（ベトナム理学療法士協会）が開会挨拶を行い、運営組織であるインドネシア理学療法士協会のTaufik Eko Susilo氏が司会を務めた。また、フィリピン理学療法士協会よりRoyson Mercado氏、本会より伊藤智典氏が登壇し、「Physiotherapy in primary care and the community（プライマリケアと地域に

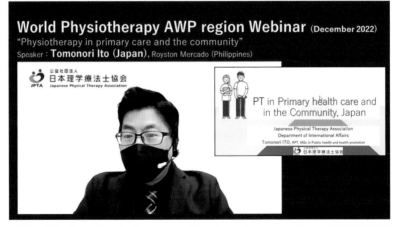

図1　World Physiotherapy AWP region webinarにおける発表の様子

おける理学療法）」をテーマに講演、および意見交換が行われた。今後もAWP地区Webinarは、継続して開催される予定である。

Global Café

国内外からゲストスピーカーを招き、キャリア形成や国際協力、他国の理学療法士の活動について話題をご提供いただき、関連テーマに沿って小グループでのディスカッションを行うオンラインイベント「Global Café」を、2021年度より継続的に開催している（図2）。本イベントの目的は、多様な国や地域の理学療法士の考えや思いを知ること、英語を用いてコミュニケーションをとる機会をつくること、国際的なキャリアプランを形成する一助となること、である。

2022年度は、「世界で活躍する日本の理学療法士」をテーマに、海外で理学療法を実践している会員をスピーカーとして招く「日本語回」と、その方とつながりのある海外の理学療法士をご紹介いただいてスピーカーとする「英語回」を月に2回実施した。2023年1月の第18回Global Caféはアメリカ編として、理学療法士としてアメリカで働いている須賀康平氏に（図

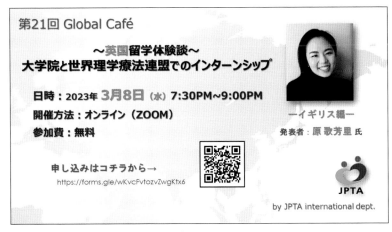

図2　Global Caféのフライヤー

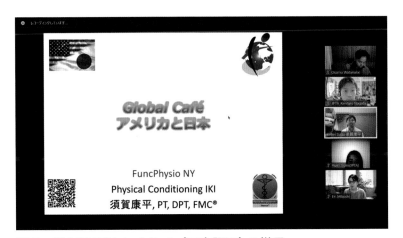

図3　第18回Global Cafe（日本語回）の様子

3）、第19回はアメリカ人理学療法士のEmil Berengut氏に、それぞれお話しいただいた。

　2022年度は、第7～22回の計16回開催し、延べ参加者数444名（スタッフ含む）、参加登録者数537名（延べ人数、日本語回234名、英語回303名）であり、2021年度も含め、これまでのGlobal Caféにアジアを中心とした計19の国と地域から、多くの参加登録があった。

オンライン言語交換事業：JOPTEP

　JPTA Online Physical Therapist Exchange Program（以下、「JOPTEP」という。）は、本会会員と海外理学療法士との交流を目的とした、1対1のオンライン言語交換システムである。登録者は海外の理学療法士とマッチング後、オンライン会議ツールを使って交流できる。2021年10月4日にリリースされ、2023年3月現在、アジアを中心とした13の国や地域の理学療法士が登録している。

　2022年度は、「登録数、マッチング数が少ないこと（国内外ともに）」、「本会会員や海外理学療法士にJOPTEPの認知が行き届いていないこと」が、課題として挙げられた。そこで、2022年12月号のJPTA NEWSにおいて「国際活動」をテーマとして取り上げ、そのなかでJOPTEPに関する記事を掲載した（図4）。その効果もあり、翌月の2023年1月には、本会会員の新規ユーザーが26名増加した。

　また、マッチング数を増やすには、Meets Boardに立ち上がるミーティング数を増やすことが必要との視点から、月に1回以上、JOPTEPユーザーにミーティングの立ち上げを促すメール配信を行うとともに、わかりやすいミーティングの立ち上げ方法に関する資料を作成・配布した（図5）。さらに、JOPTEPユーザーから問い合わせがあったシステムエラー、あるいは使用感などについての意見をもとに、

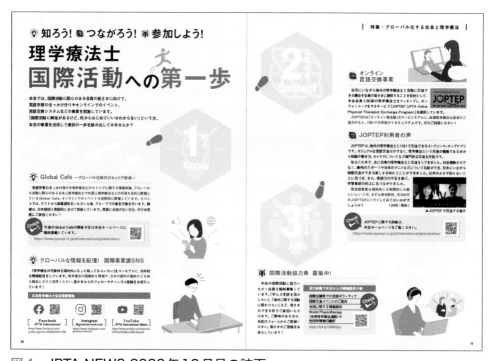

図4　JPTA NEWS 2022年12月号の誌面

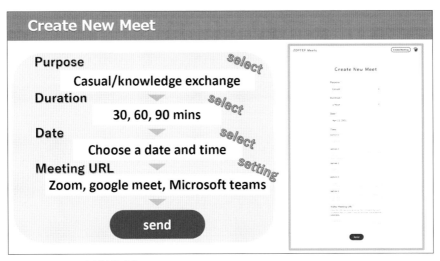

図5　メール添付資料

システム改修を行った。

　今後、海外ユーザーを増やしていくためには、JOPTEPを利用するメリットなどを改めて検討・周知していく必要があるだろう。引き続き、国内外に向けてプロモーションを行い、ユーザー数およびマッチング数を増やすことで、国際交流のプラットフォームとして、活用を促進していく。

The 2nd Multinational Online Exchangeの開催

　Multinational Online Exchange(以下、「MOE」という。)とは、日本や他国の理学療法、および理学療法関連分野における諸課題と対策について、意見交換・交流を行うオンラインイベントである。カジュアルなスタイルでの関係醸成、海外理学療法士協会との交流を通じた理学療法の動向や職能的課題の情報収集の一環として、「理学療法士と公衆衛生」をテーマに、本会主催にて2回完結型のWebinarを実施した。

　2022年3月に開催された第1回に続き、第2回は2022年7月に、本会、英国理学療法士協会、インドネシア理学療法士協会、シンガポール理学療法士協会の4協会が合同で開催した（図6）。

　参加登録者数は、アジア・西太平洋地区を中心に192名（ログイン数は149名）であった。第1回と合わせると、アジアを中心とした14の国／地域からの参加登録者数は、313名（ログイン数は225名）であった。事後アンケートの結果は、Webinar全体に対して「かなり満足している」、「満足している」の回答が90％であった。

　今回のWebinar、および協働したプロセスで得られた知見・情報などから、制度上、日本の理学療法診療と海外の理学療法診療では、求められる能力が少なからず異なる可能性があることがわかった。本会会員の国際的な交流や、国内外での活躍の基盤として、今後も継続的に協働の機会をつくり、関係性を構築していくことが望まれる。

カンボジア人材育成事業

　本事業は、国立研究開発法人国立国際医療研究センターが主体となり実施する、厚生労働省より委託された医療技術等国際展開推進事業

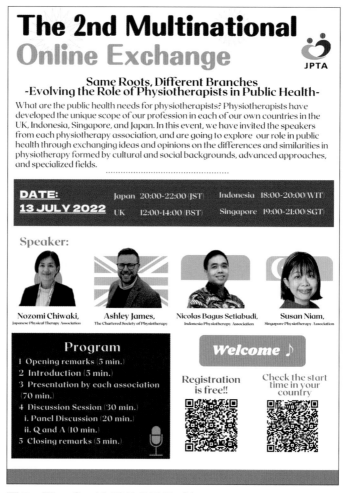

図6　The 2nd MOEのフライヤー

である。2019年度より、「カンボジアにおける非感染性疾患に対するリハビリテーション専門職人材育成の展開事業」の採択を受け、実施してきた（詳細は「理学療法白書2020」、「同2021」、「同2022」を参照）。過去2年はオンラインで実施せざるをえなかったが、2022年度は現地に日本人専門家8名を派遣したうえで、事業を実施することができた。

理学療法の指導者育成展開（TOT：Training Of Trainers）に関しては、シェムリアップ、プノンペンの2都市でプログラムを開催したが、日程を複数設定し、かつWebとのハイブリッド開催にしたことで、シェムリアップ、プノンペン、バタンバン、カンポット、カンポンチャンの5都市から、延べ469名の参加を得ることができた。教育資材としての医療器材も15種36点を導入でき、アフターセールス拠点づくりの推進支援、シミュレーション教育の実施にもつなげられた。

カンボジア理学療法士協会全国学会では、カンボジア国内から延べ204名の参加があった。本会賛助会員企業のうち13社がバーチャルプレゼンテーションを行い、教育資材としての医療機器の提供・導入によって、教育の質の向上に貢献できた。研修内容は、健康推進、公衆衛生、高齢者ケア、ウィメンズヘルス、小児、ICU、

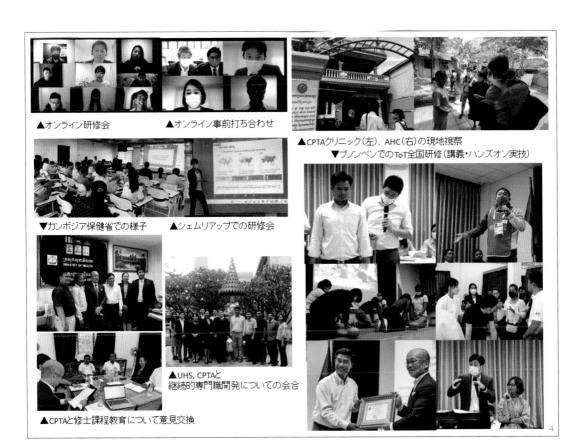

▲オンライン研修会　　　　▲オンライン事前打ち合わせ

▲CPTAクリニック（左）、AHC（右）の現地視察
▼プノンペンでのToT全国研修（講義・ハンズオン実技）

▼カンボジア保健省での様子　　▲シェムリアップでの研修会

▲UHS, CPTAと
継続的専門職開発についての会合

▲CPTAと修士課程教育について意見交換

図7 カンボジア事業の様子

がん、スポーツなど、カンボジアの継続的専門職開発につながるテーマであったが、加えて現地の州立病院、小児施設などを訪問し、実際の現状を把握したうえで、意見交換、およびアドバイスを含む指導などを行うことができた。

　また、関係する組織と、対面にて意見交換を行った。カンボジア健康科学大学とは、学士課程の継続的協力、修士課程設置に向けた検討、協定締結に関する方針などについて確認した。カンボジア保健省とは、カンボジアにおける理学療法の標準化、理学療法士の資格標準化（カウンシルの設立）、理学療法を2023年以降の保健医療戦略に入れること、の3つの点について確認した。

　本年度の事業では、実際に地方都市での展開につながったことから、今後は、全国理学療法組織の継続的専門能力開発ガイドラインが導入され、全国的に理学療法が、質・量ともに展開されることが期待される。また先述のとおり、関係省庁の協力を得られたことから、修士課程の設置、予防・治療・リハビリテーションサービスの適切な提供、非感染性疾患の罹患率の低減なども期待される。

　わが国にとっても、リハビリテーションおよび理学療法に関する日本製品や医療機材などを提供して教育を実施できたことは、アフターセールスを含む日本企業の海外拠点づくりにもつながると思われ、今後、本会会員にとっても国際的な活躍に資する1つの軸になることが期待される（図7）。

情報配信事業

本事業は一般国民のみならず、国内外のス テークホルダーに対して、理学療法に関する国際的な情報や日本国内の情報を多様なチャネルで配信することで、国内外へ本会の活動や理

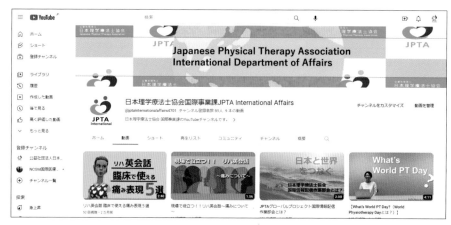

図8　JPTA国際のYouTube チャンネル

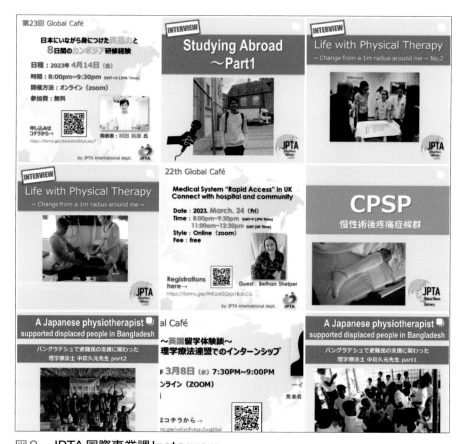

図9　JPTA国際事業課Instagram

学療法士に対する理解を促すとともに、対外的なプレゼンスの向上も目指している。2020年度よりSNS（Facebook、Instagram、YouTube）（図8、9）の運用を開始し、2021年度からは本事業の作業部会を設置した。各部員で投稿記事をシェアし、また海外理学療法士協会のSNSアカウントとの相互フォローなどにより、フォロワーの増加および情報の拡散を図った。

2022年度は、Instagram、Facebookへの記事投稿チームと、YouTubeへの動画配信チームの2チーム制とし、SNS記事配信は継続しながら、動画配信を新たに始動した。2022年度は多様な記事とともに、国際的な活動にかかわる理学療法士のインタビュー記事も複数回掲載されたことで、具体的な活動内容が閲覧できるようになった。

YouTube動画は4本作成されたが、内容のみならずデザインにも工夫を凝らし、閲覧者の興味を惹くようにしたところ、FacebookとInstagramのフォロワー数は計1,000名、YouTubeの登録者数は60名を超えた（図10）。また、なかには2,300以上のリーチ数となる記事もあり、少しずつプレゼンスが高まっ

ていることがわかる。

今後、さらに本会の記事や動画のコンテンツを増やし、多くの方に見ていただくことで、国内外に本会活動と理学療法士への理解の促進、および対外的なプレゼンスの向上が期待される。

アジアを中心とした予防・ヘルスケア推進事業

2021年度に士会を対象として実施した調査の結果から、士会レベルにおける国際的な事業の状況が明らかになった。この結果を踏まえて、2022年度は本会が、国際的な事業を先駆的に実施している士会から情報を収集、公開することで、今後の士会レベルにおける国際的な事業の立案化を促進することを目指した。

士会を対象に、「グローバル社会における理学療法士の活躍に資する事例紹介事業」と題して事例募集を行ったところ、宮城県、埼玉県、東京都、大阪府、沖縄県から応募があった。ヘルスケアおよびスポーツ領域における国際的な事例、海外との学会連携などの国際的な活動について、それぞれの活動実績、運営方法、活動開始時の経緯やメンバー、今後の方向性や事業

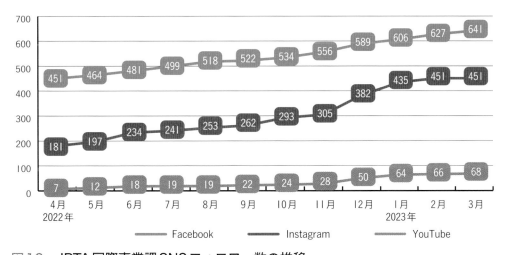

図10　JPTA国際事業課SNSフォロワー数の推移

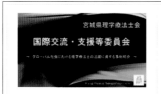
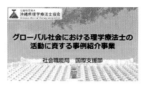
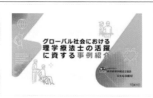

一般社団法人宮城県理学療法士会
「国際交流・支援等委員会」

公益社団法人沖縄県理学療法士協会
「令和4年度医療英会話講習会」

公益社団法人東京都理学療法士協会
「東京・ソウル理学療法士協会 学術交流に関する報告」

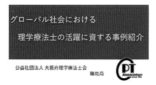
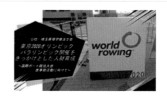

公益社団法人大阪府理学療法士会
「バリアフリー展の参加に関する事業における、外国籍の来場者への対応について」
「大阪国際車いすテニストーナメント（OSAKA OPEN）サポート事業」

公益社団法人埼玉県理学療法士会
「TOKYO2020オリンピック・パラリンピックをきっかけとした人財育成の取り組み～国際ボート競技大会医事部活動に向け～」

図11　事例紹介報告スライド

の財政状況に関する情報を収集し、「報告書」や「報告スライド」にまとめ（図11）、ホームページの「マイページ」にて、2023年度に公開予定である。

　これらの情報を参考として、他の士会においても今後、国際的な事業が企画・展開されていくことで、グローバル社会における理学療法士の活躍に関して、機運がより一層高まることが期待される。

おわりに

　海外で実施する事業だけが、国際的な事業というわけではない。新型コロナウイルス感染症の混乱を乗り越えた現在、オンラインとオフラインのそれぞれの利点を生かしながら、他の国や地域の理学療法士協会や、日本政府をはじめとする関係諸機関などとコミュニケーションを図り、国際協力・国際貢献事業を今後も展開していく。

　これらの活動はまた、会員の国際的な活躍にも資するであろう。2025年に東京で開催される世界理学療法連盟学会に向けて、国際的な活動の盛り上がりが期待される。

２ 国際調査・情報収集事業

はじめに

本事業は、国内外の諸機関との関係のなかで、世界の多様な情報を収集・調査し、本会事業に活用することを目的とした事業である。本会と関係をもつ主な機関としては、世界理学療法連盟（World Physiotherapy）、世界理学療法連盟アジア西太平洋地区（AWP地区：Asia Western Pacific region）、各国・地域の理学療法士協会、アジア理学療法連盟（ACPT：Asian Confederation for Physical Therapy）などが挙げられる。また、政府系組織、地方公共団体、企業、さらに障害に関しては障害分野NGO連絡会（JANNET：Japan NGO Network on Disabilities）などの諸活動からの情報収集も含まれる。

世界理学療法連盟AWP地区学会

世界理学療法連盟AWP地区学会は、2020年に香港で開催される予定だったが、新型コロナウイルス感染症の影響で延期され、2022年6月18〜20日にオンラインで行われた。学会テーマは「Advancing Physiotherapy Practice: From Institution based to community based care（先進理学療法実践：施設から地域へ）」であった。

初日の開会式では、大会長のMarco Pang氏（香港理学療法士協会会長）、Melissa Locke氏（世界理学療法連盟副会長、当時）、Suh-Fang Jeng氏（AWP地区委員長、当時）、Hector Tseng氏（香港理工大学リハビリテーション学科長）より、挨拶があった。

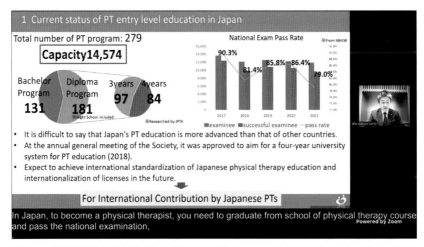

図１ 世界理学療法連盟AWP地区学会における斉藤会長による発表の様子

本会理事の高橋哲也氏による基調講演では、新型コロナウイルス感染症のパンデミック下における理学療法について、日本と海外との比較や実際のケース、レッドゾーンで働く理学療法士の調査など、現場での経験も踏まえた内容が発信された。

シンポジウムでは、AWP地区の加盟組織が、理学療法士の新人教育、生涯学習に関する各国の状況、および新型コロナウイルス感染症パンデミック下での教育などについて情報提供を行い、日本からは、本会の斉藤会長が演者を務めた（図1）。3日目の閉会式では、各種の表彰のほか、2023年度世界理学療法連盟学会、2024年度AWP地区学会の開催について言及された。

オンラインプラットフォーム（図2）を使用して開催されたが、スマートフォンからでも参加できるようモバイルアプリケーションも用意されており、参加者が利用しやすい環境が設定された学会であった。3日間を通して、40以上ものシンポジウムやスペシャルセミナーなどのプログラムが組まれ、盛況のうちに終了した。

2024年のAWP地区学会（次回はインドネシア・バリで開催）は、2017年にタイで開催されて以来、7年ぶりの対面開催となる予定である。AWP地区内での理学療法士間の連携と交流の促進、研究成果の報告、地区に関連する情報の共有などが、十分に果たされることが期待される。

世界理学療法の日（World PT Day）キャンペーン翻訳プロジェクト

1951年9月8日にデンマーク・コペンハーゲンにて、世界理学療法連盟の設立総会が開催された。そして1996年、設立日である9月8日が、世界理学療法の日（World PT Day）として制定された。世界理学療法の日には、世界の理学療法コミュニティの団結と連携を示し、

表1 キャンペーンツール一覧

- ブックレット
- インフォメーションシート1～5
- ポスター1～4
- バナー1～2

＊多言語および過去のツールキットは世界理学療法連盟のHP（https://world.physio/wptday/toolkit）から確認できる。

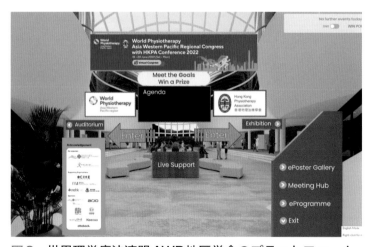

図2 世界理学療法連盟AWP地区学会のプラットフォーム

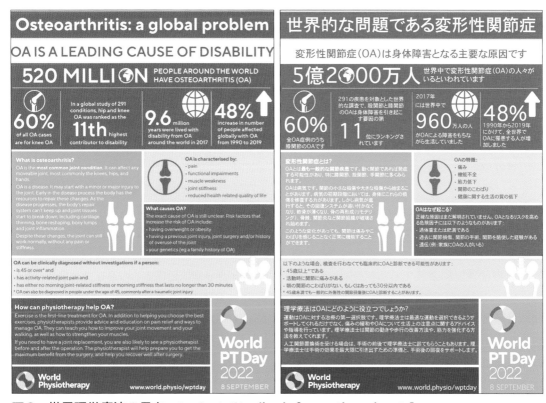

図3　世界理学療法の日キャンペーンツール：Information sheet 1
左：英語版、右：日本語版

理学療法士という専門職の啓発および専門性の向上を目指すため、世界中の理学療法士が、人々の健康・活動・自立に貢献するイベントや、ヘルスケアの推進運動などの事業を行っている。

　2022年度のテーマは、「Osteoarthritis（変形性関節症）」であった。事前に世界理学療法連盟より、テーマに関するブックレットなどのキャンペーンツール（表1）が提供された。本会では毎年、会員ボランティアを募り、キャンペーンツールの英日翻訳を行い、本活動に継続して協力している。2022年度は16名の会員の協力を得て、日本語版のキャンペーンツール（図3）を作成することができた。

　本翻訳プロジェクトは2016年から行っているが、日本語版を作成することで、日本国民に対して理学療法に関連する健康課題の情報を提供でき、理学療法の普及・啓発につながっている。同時に、会員のボランティア支援を通じて、国際的な情報にかかわる人材育成や発掘などにもつながっている。

他国・地域と関連した事業：オーストラリア、タイ、モンゴル、カンボジア、台湾

オーストラリア

　本会とオーストラリア理学療法士協会は、2015年に2組織間協定を締結して以来、両国を行き来し、交流を続けている。2022年度は、メルボルンで開催されたオーストラリア理学療法士協会の全国学会FOCUS 2022に招待され、斉藤会長、大工谷副会長が参加した。

現地では学会参加のみならず、いくつかの関係組織との意見交換を行った。オーストラリア理学療法士協会とはScott Willis氏（会長）、Jenny Aiken氏（議長）をはじめ、副会長、最高運営責任者（CEO）とともに、協会の組織構造のほか、教育、ダイレクトアクセス、プライベートプラクティスについての理学療法士の現状、世界理学療法連盟との関係などについて、意見を交換した。

同じく学会に招待されていたニュージーランド理学療法士協会とも、お互いの国の理学療法士の現状について、意見を交換した。また、世界理学療法連盟副会長であるMelissa Locke氏（当時）とも、2025年に東京で開催される予定の世界理学療法連盟学会について、話し合うことができた。

本渡航では、昨年度、世界理学療法連盟により同定されたダイレクトアクセス（Direct Access）やプライベートプラクティス（Private Practice）について、日本以外の国の状況を知ることができた。今後、本会での職能的な戦略の参考になる情報を得られた。

タイ

医療法人石井会石井病院より依頼を受け、本会の斉藤会長がタイに渡航した。タイ理学療法士協会、在タイ日本大使館、チュラロンコン大学、アジア太平洋障害者センター（APCD：Asia Pacific Development Center on Disability）、ブンイトー市所管のクリニックとリハビリテーション関連施設（Bueng Yitho Municipality）（図4、5）、石井脳卒中リハビリテーションセンターを視察し、関係者らと意見交換を行った。

タイ理学療法士協会との意見交換では、互いの国における職能活動や養成に関して、また、2023年にタイで開催予定であるACPT学会についても話し合い、同学会への参加促進に向けて、日本からも機運を高めていくことを約束した。

モンゴル

2018年に本会の半田会長（当時）が、モンゴル理学療法士協会の全国学会に招待されて基調講演を行ったことがきっかけとなり、同国とは良好な関係を築いてきた。2022年度は、10月

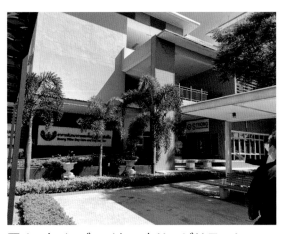

図4　タイ・ブンイトー市リハビリテーション関連施設

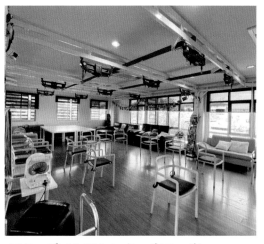

図5　デイケアセンター内の一室

に開催された全国学会に斉藤会長がオンラインで参加し、本会の生涯学習制度について基調講演を行った。

さらに今年度は、以前から協議を進めてきた2組織間合意を締結した。2023年3月には、モンゴル理学療法士協会のAriunaa Khadbaatar会長、Batlkham Dambadarjaa事務局長らが来日し、同会が取り組んでいる非感染性疾患予防プロジェクトへの研究支援、卒後教育について、意見交換が行われた。

カンボジア

2023年3月15〜17日にカンボジア、プノンペンで行われた第5回アジア太平洋CBID（Community-Based Inclusive Development）学会に、斉藤会長が参加した。CBID学会はアジア太平洋CBIDネットワークが主催し、4年に1回開催されている。

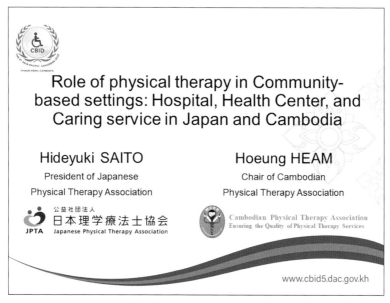

図6　CBID学会での共同発表

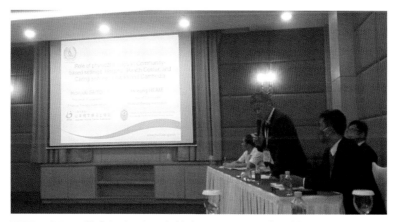

図7　CBID学会における斉藤会長による発表の様子

第Ⅳ章　国際的な取り組み

第5回となる今回は、学会テーマを「Strengthening Social and Economic Empowerment of Persons with Disabilities during and after the COVID-19 Pandemic through CBID〔地域に根ざしたインクルーシブ開発（CBID）を通じた、新型コロナウイルス感染症流行時および収束後における、障害のある人の社会的・経済的地位向上の強化〕」とし、開会式および閉会式には、Hun Senカンボジア王国首相が挨拶を行った。

本会からは、斉藤会長がカンボジア理学療法士協会のHoeung Heam会長と「Role of physical therapy in Community-based settings: Hospital, Health Center, and Caring service in Japan and Cambodia（地域における理学療法の役割：日本とカンボジアの病院、保健所、介護サービスにおける理学療法の役割）」のテーマで、共同発表を行った（図6、7）。

政策に関連する諸活動：Smart city / Super city 構想への参加

本会では、ユニバーサルヘルスカバレッジとグローバルな健康・長寿の達成に向けた取り組みを行っている。例えば、経済産業省では国際ヘルスケア拠点構築推進事業、厚生労働省関連では医療技術等国際展開推進事業などがあるが、国土交通省関連の事業として、日ASEANスマートシティ・ネットワーク官民協議会（JASCA：Japan Association for Smart Cities in ASEAN）がある。ここでは、JASCAに関連した諸活動について紹介する。

2022年度は、2022年7月7～8日に開催された「Super City/Smart City Kansai 2022」に参加したのち、12月4～5日に開催された「第4回 日ASEANスマートシティ・ネットワークハイレベル会合」に参加した。この会合には、本会から大工谷副会長が、ヘルスケア分野の取り組みとして、スマートシティにおける理学療法の活用について、プレゼンテーションを行った（図8）。そして、スマートシティにおけるヘルスケアやウェルビーイングの重要性、それらのニーズや社会課題、スマートシティ内での障害者や高齢者に対する理学療法の可能性などについて、会合参加者との意見交換を行うことができた。

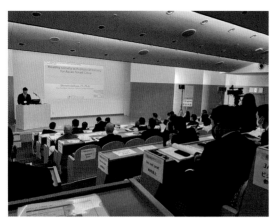

図8　第4回 日ASEANスマートシティ・ネットワークハイレベル会合における大工谷副会長によるプレゼンテーションの様子

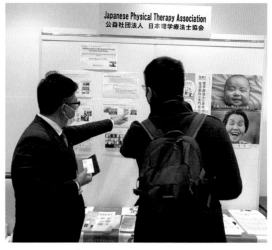

図9　本会ブース展示の様子

また、会合に参加したASEAN諸国の関係省庁職員、各自治体の副市長、日本の国土交通省職員、日本大使館職員、JICA専門官などとも、新たなネットワークを構築した（図9）。さらに、内閣府よりスーパーシティ認定を受けたつくば市とは、つくばスーパーサイエンスシティ構想、および医療福祉介護分野における障害者・高齢者・外国人などを誰一人取り残さないインクルーシブな街づくり構想において、理学療法士が果たすべき役割などについて、意見を交換した。

免許の国際的な活用に資する情報収集

第Ⅳ章の1（64頁）で述べたとおり、本会では理学療法サービスの普及に支援を要する地域における人材育成に資する取り組みに、会員が国内外で活躍できる素地づくりという観点からも、精力的に取り組んでいる。特に、「免許の国際的な活用」という長期的な目標に資する取り組みの一環として、海外で理学療法士として就労するまでのプロセスについて、情報を収集している。

2022年度はアメリカ、カナダ、オーストラリア、シンガポールの4カ国で理学療法士として就労している会員の協力を得て、情報を収集した。国によって就労に必要な要件（現地での養成校卒業の有無、単位、学位、言語能力など）が異なるほか、例えば、就労のために申請が必要となる機関として「理学療法評議会」があるなど、日本における国家資格の取得や保健所への登録などのプロセスとは、異なるプロセスをもつ国もあることがわかった。

収集した情報は整理して、2023年度内に本会ホームページで公開予定である。また、今回調査した4カ国以外の国や地域の関連情報も収集し、本調査事業を継続的に行っていく予定である。

おわりに

多方面から情報収集を行い、世界的視野をもち、多様な切り口で活躍する理学療法士が増えていることから、国際的な情報の調査および収集は必要不可欠である。海外渡航が再開され、国際的な往来が増加する今、グローバルに活躍する理学療法士を支援することで、将来の理学療法業界や理学療法サービスを必要とする人々へ、多面的な貢献が期待できると考える。

第Ⅳ章　国際的な取り組み

「日本理学療法士協会雑誌　Up to Date」の刊行

◆本誌刊行の経緯

　本会では、学術雑誌「理学療法学」を以前から発刊していたが、「理学療法学」とは方向性がまったく異なる新しい雑誌として、「日本理学療法士協会雑誌　Up to Date」を2023年2月に発刊することになった（図1）。本誌の名称は、若い会員にあっては理学療法を進めていくための新たな知識を得られること、経験を積んだ会員にあっては既存の知識をアップデートできることを意図している。

　理学療法士は、医療職のなかでも人に直接触れる時間が長く、人とのかかわりを大切にする仕事である。したがってそこには、理学療法士の人間性、そしてさまざまな人間模様が表れる。学術的な内容は「理学療法学」に託し、より臨床的な内容を本誌が担うことになる。

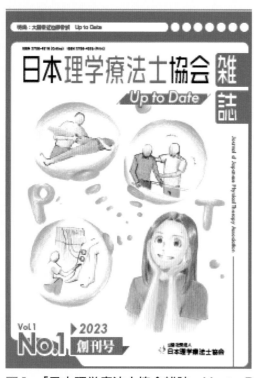
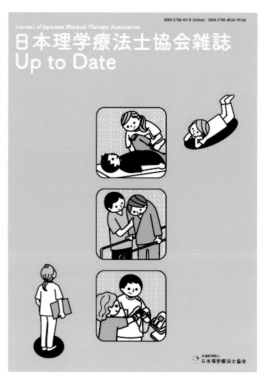

図1　「日本理学療法士協会雑誌　Up to Date」の表紙
左：創刊号、右：第2号以降の表紙

◆記事の構成

　毎号掲載する特集記事は、主に若手の理学療法士が臨床で生かせる内容に特化し、障がいや疾患に対する理学療法の進め方について、各領域で活躍している比較的若い会員に執筆をお願いしている。会員からの投稿記事は、症例報告をはじめとして、所属先や地域で取り組んでいる理学療法の実践報告を掲載する。

　また、継続して掲載する記事の1つとして、島嶼・山間地に勤務している会員の活動に焦点を当てる。島嶼や山間地での仕事は、母子保健から終末期に至るまで、市中病院に勤務している会員とは比較にならないほど、多くの業務を任されている実態がある。本誌を介して、島嶼・山間地で働くことの楽しさや大変さなどを知ってもらうと同時に、島嶼・山間地で過ごすライフステージの選択肢もあることを紹介する。

◆本誌の特長

　若年層の活字離れが指摘されて久しいが、これは本会員も同じである。雑誌は、手にとって読んでもらわなければ、存在意義がないと考える。若い会員がスマートフォン世代ということを鑑み、雑誌の体裁は紙媒体ではなく、図やイラスト、動画なども閲覧できるHTML形式のオンライン版としている。

◆発刊のスケジュール

　本誌は、季号（年4回、2・5・8・11月）での発刊を行っている。11月号は、日本理学療法学術研修大会特集号とし、講師の方々に、講演内容のまとめや補足事項などの執筆を依頼し、受講した会員の復習、また受講できなかった会員の自己研鑽に役立つ資料を提供した（表1）。

◆今後の展望・課題

　発刊間もない雑誌であり、会員への周知が大きな課題である。2023年度には広報に力を入れ、会員への周知を図る。また、2024年2月からは投稿論文の募集を開始し、症例報告をはじめ、所属先や地域で取り組んでいる理学療法の実践報告を募集し、理学療法の質の向上に貢献したい。

表1　特集記事テーマ一覧

号数	特集記事
創刊号（2023年2月号）	大腿骨近位部骨折
第2号（2023年5月号）	脳血管疾患
第3号（2023年8月号）	内部障害
第4号（2023年11月号）	日本理学療法学術研修大会特集号
第5号（2024年2月号）	大規模災害とリハビリテーション

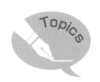

新卒入会促進に係るリーフレットおよび動画の作成

　新型コロナウイルス感染症の流行以前は、各都道府県理学療法士会が国家試験合格者に対して実施していた、新人オリエンテーションなどにおける対面でのコミュニケーションが、本会への入会促進に大きな効果をもっていた。しかし、新型コロナウイルス感染症の流行により、こうしたコミュニケーション方法が難しくなった。このことは、現在生じている入会率減少の一因であると推察されるが、一方で、時代に伴い変化する対象者の価値観、例えばZ世代（1990年代後半〜2010年生まれ）の傾向などに対して、本会の広報ツールが寄り添えていない現状もあった。

　これらの課題を解決するため、本会では時代にあった新卒入会を促進することを目的に、2022年度の新卒入会促進事業として、企画段階から専門家に関与を依頼した。

◆実施施策

　これまで本会は、①養成校卒業予定者に対する入会案内冊子の配布、②本会ホームページでの入会案内コンテンツの掲載、という施策を行ってきた。コロナ禍前はこれらに加えて、士会による新人オリエンテーションの実施があったことで、若干右肩下がりではあったものの、入会者の減少傾向に一定程度の歯止めをかけることができていた。

　しかし、対面でのコミュニケーション機会が減少するなかで、本会が提供する広報ツールに関して、受け手が理解しやすい方法で興味を喚起する必要があると考えた。2022年度事業では、伝え方に留意してポイントを3つに絞り、3つの施策を新たに実施した。ポイントおよび施策は以下のとおりである。

＜ポイント＞

1. 自分のペースでスキルを習得しよう！
2. 将来なりたい自分を選ぶための選択肢をもとう！
3. 社会のために貢献する団体に一緒になろう！

＜実施施策＞

1. リーフレット「PTになるあなたへ」（図1）

　士会の新人オリエンテーションへ誘導するためのツールとして、三つ折りサイズのリーフレットを作成した。Z世代に人気のある80'sシティポップテイストのイラストを用いて、各施策で連動したイラストを使用するなど、SNSのUI（ユーザーインターフェース）を意

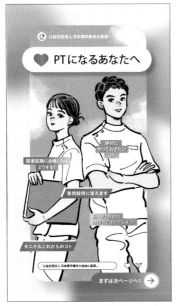

図1　リーフレット「PTに
なるあなたへ」

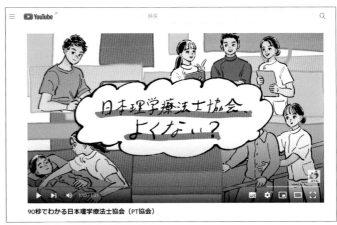

図2　動画「90秒でわかる日本理学療法士協会（PT協
会）」

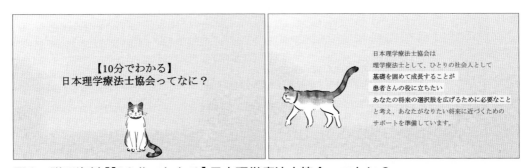

図3　説明資料「【10分でわかる】日本理学療法士協会ってなに？」

識した構成・デザインとして、興味を引く仕掛けを設けた。

2. 動画「90秒でわかる日本理学療法士協会（PT協会）」（図2）
　本会について簡単に理解しておいてもらえるツールとして、90秒で端的に本会を紹介する
　動画を、Z世代に親和性があるイラストを活用したアニメーションを用いて作成した。

3. 説明資料「【10分でわかる】日本理学療法士協会ってなに？」（図3）
　理学療法士養成施設の卒業予定者や、士会での国家資格取得者向けに行う説明会において、
　本会を紹介する資料を作成した。入会申込みの動機づけとなるよう、動画「90秒でわかる
　日本理学療法士協会（PT協会）」よりも、詳細な内容とした。

なお、これらの資料や動画は、右QRコード、また下記アドレスから視聴できる。

https://www.japanpt.or.jp/pt/announcement/privilege/graduaterd.html

＊　＊　＊

　入会促進のための施策は、新たに資格を取得した理学療法士に本会の活動に参加いただくアクセスポイントとして、重要な機能を果たす。2023年度は、2022年度の施策をさらに有効なものとするため、入会案内冊子の刷新、本会ホームページでの入会案内コンテンツの構成変更を行う予定である。

　今後も時代・世代の変化に沿った施策を展開することで、理学療法士が本会に入会する動機づけとなり、本会および士会の取り組みを活用して、理学療法および理学療法士の質の向上、ひいては、国民の医療・保健・福祉の増進に寄与する人材となる支援につながることを目指したい。

Spiceフォーラムの実施

　本会会員が、理学療法士として、その専門性を生かして、病気・障害からの身体機能の改善、健康増進、疾病予防、介護予防において、また福祉・産業分野や社会活動などにおいて、国民の皆さまの日々の生活をサポートし、社会的ニーズに応えていくためには、地域の特徴などの状況を十分に把握し、実情に即した活動を行っていくことが重要である。

　全国47の都道府県理学療法士会では、理学療法士が自信と誇りをもって活動できるよう、学習や研修、地域社会への貢献などにかかわるさまざまな事業を計画し、支援体制を構築している。本会では、その士会活動を支援すべく連携体制をとっているが、一方で各士会においては、地域の特性、地理的状況、人口や会員数などに関して、置かれている状況は大きく異なっていた。

◆士会支援係の設置

　そこで本会では、各士会が円滑な事業運営を行い、会員が地域住民に貢献できるよう互いに密な連携体制をとること、また、本会として各士会に適した対応が必要であるという考えのもと、2021年度に事務局内に士会支援係を設置した。

　具体的な施策として、まず、それぞれの士会が検討している事項や抱えている課題の改善・解決に向けて、意見交換を実施した。そのなかで、本会と士会の情報交換のみならず、士会同士の情報交換の場を求める声が多くあがった。

　このような背景から、本会では2022年度より新たに、効果的・効率的かつ円滑な士会の事業運営を支援する体制として、他士会との具体的な情報共有・情報交換の場である合同情報交換会（通称：Spiceフォーラム）を開催することとした（図1）。

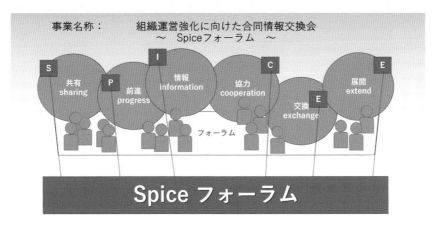

図1　Spiceフォーラムのイメージ図

これは、士会で取り組んでいる（または今後取り組む）事業、あるいは、多くの士会で現状抱えている負担や課題について、公開討論などを行うフォーラムである。この機会を通じて、各士会が事業計画の検討材料を得られ、事業が活性化されることを目指した。なお、Spiceフォーラムの具体的な企画は、本会、および会員や地域に密着している士会が、協力して検討した。

◆ Spiceフォーラムの実施

2022年度のSpiceフォーラムは、コロナ禍であったためオンラインで開催された。多くの士会で共通する課題や検討事項から、テーマが設定された。進行やファシリテーターなどは、士会役員が担当し、討論や取り組み状況の共有に加え、グループワークなども実施した。

各士会が他の士会の取り組みを知り、参考にできる場をつくることで、新たな事業の提案、および既存事業の改善を行うことができる。また本会においても、士会の取り組みを知り、参考にすることができる。2023年度も継続して、Spiceフォーラム事業を実施することが決定している。

* * *

昨今のコロナ禍も重なり、地域医療構想や地域包括ケアシステムなど、理学療法士の活動環境の変化も進み、都道府県や市区町村の役割は増している。SNSが普及し、情報収集が容易となった現在だからこそ、正確な情報共有は非常に重要である。コロナ禍で浸透したオンライン会議も活用しつつ、士会の現在の声を聞き、顔の見える情報共有・情報交換を行う必要がある。

Spiceフォーラム事業を通じて、理学療法士が地域の特性を生かし、地域の実情に応じた活動を行うために、本会と士会が共に知恵を出し合っていくことが、円滑かつ持続的に成長できる組織運営につながる。さらには、本会会員の学習活動や地域社会での啓発活動、保健福祉事業などの活動がより活性化され、国民の皆さまが健やかな生活を送る支援につながることを期待する。

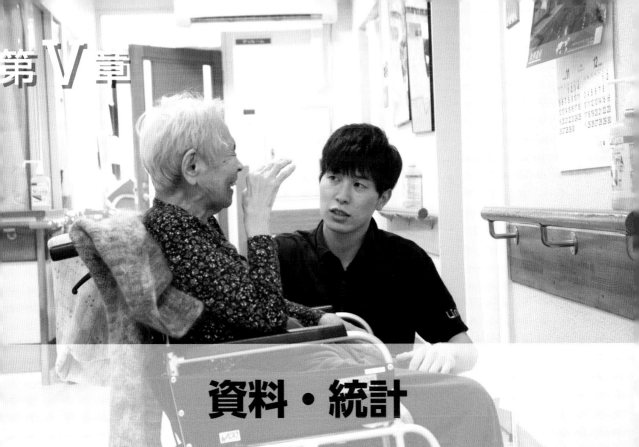

第 V 章

資料・統計

1　会員の性別年齢分布

2　会員数の推移（男女別）

3　会員数の推移（都道府県別）

4　職場構成人数による施設数

5　施設区分の経年変化

6　理学療法士養成施設の変化

7　年度別入会者数（10年間、都道府県別）

8　生涯学習履修状況

9　協会指定管理者（初級・上級）取得者数

10　地域ケア会議推進リーダー、介護予防推進リーダーおよびフレイル対策推進マネジャー取得状況

11　高齢者の割合と理学療法士会員の全国割合

12　2022年度都道府県別高齢者割合と会員割合

13　臨床実習指導者講習会事業

14　理学療法士の勤務実態及び働き方意向等に関する調査結果

15　学術大会一覧

16　演題登録関連

17　世界理学療法連盟（WCPT）国際情報 ——アジア西太平洋地域における日本の理学療法の状況

18　2022年度作成ポスター

19　理学療法士及び作業療法士法

20　政令規則（一部抜粋）

21　理学療法士の名称の使用等について

会員の性別年齢分布

● 年齢分布（男性）

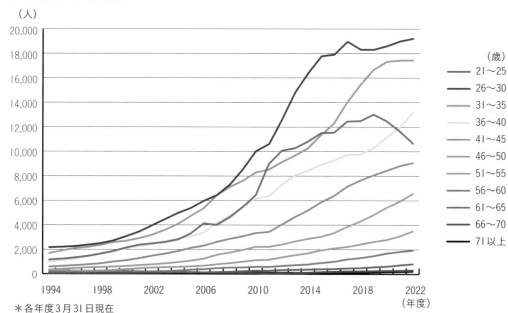

＊各年度3月31日現在

● 年齢分布（女性）

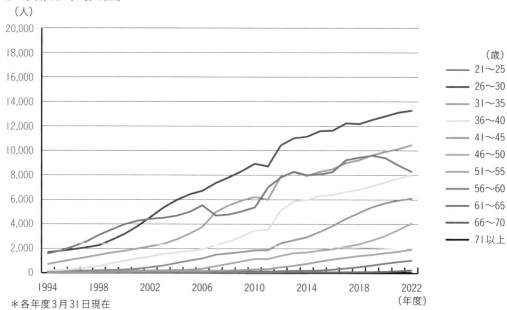

＊各年度3月31日現在

88

● 性別平均年齢

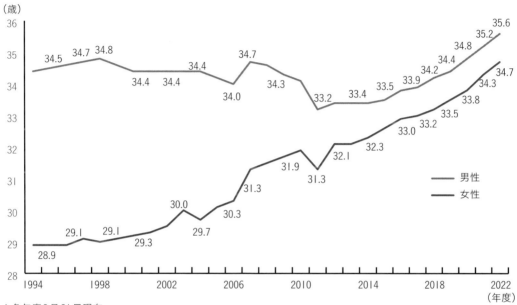

（歳）

男性
女性

＊各年度3月31日現在

第Ⅴ章

資料・統計

2 会員数の推移（男女別）

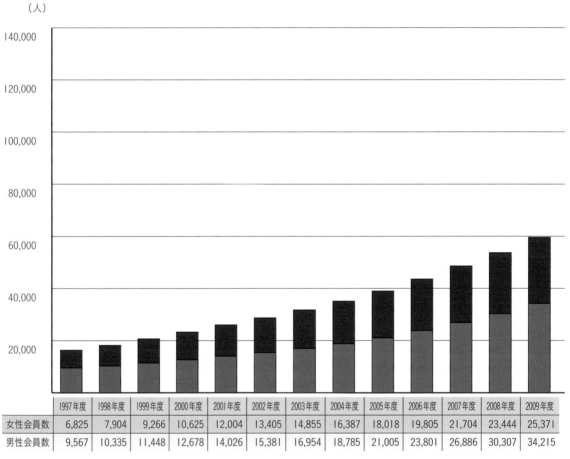

（人）

	1997年度	1998年度	1999年度	2000年度	2001年度	2002年度	2003年度	2004年度	2005年度	2006年度	2007年度	2008年度	2009年度
女性会員数	6,825	7,904	9,266	10,625	12,004	13,405	14,855	16,387	18,018	19,805	21,704	23,444	25,371
男性会員数	9,567	10,335	11,448	12,678	14,026	15,381	16,954	18,785	21,005	23,801	26,886	30,307	34,215

＊各年度3月31日現在
＊本会定時総会資料をもとに作成

■ 女性会員数
■ 男性会員数

	2010年度	2011年度	2012年度	2013年度	2014年度	2015年度	2016年度	2017年度	2018年度	2019年度	2020年度	2021年度	2022年度
	27,517	28,765	35,763	38,576	38,701	40,760	42,091	45,496	46,980	49,182	50,945	52,195	53,476
	38,739	42,374	48,176	52,900	57,020	62,007	64,579	70,329	72,545	76,190	78,930	80,938	82,881

第Ⅴ章

資料・統計

年度 都道府県	1980	1985	1990	1995	2000	2005	2006	2007	2008	2009	2010	2011
北海道	82	155	363	576	1,072	2,041	2,253	2,405	2,595	2,835	3,124	3,366
青森	19	64	106	155	233	354	382	430	472	512	568	615
岩手	20	60	99	163	241	369	410	459	495	540	593	619
宮城	34	56	99	182	292	530	601	677	757	852	948	1,007
秋田	22	45	59	121	179	258	284	296	323	351	382	423
山形	14	37	59	92	181	325	351	399	418	481	523	571
福島	21	43	92	141	264	459	540	606	674	756	837	896
茨城	21	31	87	137	289	624	736	850	982	1,110	1,252	1,384
栃木	36	39	52	97	218	408	457	518	562	636	701	763
群馬	14	27	91	159	316	561	638	726	794	916	1,039	1,130
埼玉	40	106	259	408	727	1,461	1,707	1,963	2,180	2,447	2,658	2,927
千葉	24	82	187	353	684	1,293	1,462	1,660	1,909	2,163	2,432	2,629
東京	288	451	779	1,092	1,639	2,797	3,170	3,536	3,892	4,149	4,642	5,019
神奈川	153	243	438	688	1,094	1,856	2,092	2,358	2,589	2,842	3,193	3,402
新潟	43	72	129	214	376	672	756	823	893	976	1,056	1,099
富山	16	47	88	131	187	301	323	357	399	437	474	515
石川	31	68	142	192	279	401	437	499	534	575	651	718
福井	16	27	78	150	218	346	382	417	445	481	527	570
山梨	37	62	96	132	191	355	405	461	506	546	605	649
長野	58	111	203	294	491	802	873	949	1,020	1,129	1,259	1,374
岐阜	20	49	136	215	380	576	653	707	793	879	950	1,035
静岡	53	103	225	341	580	1,016	1,113	1,238	1,389	1,636	1,845	1,959
愛知	87	182	425	741	1,248	2,034	2,340	2,570	2,875	3,214	3,545	3,847
三重	9	27	85	132	299	497	552	592	647	737	831	878
滋賀	19	47	99	131	208	351	400	438	494	553	599	636
京都	52	88	174	256	446	777	880	990	1,138	1,263	1,393	1,517
大阪	266	468	747	1,080	1,736	2,817	3,159	3,577	3,955	4,381	4,902	5,299
兵庫	114	220	390	648	1,014	1,619	1,801	2,011	2,255	2,568	2,879	3,122
奈良	6	22	72	125	209	436	466	537	603	667	732	788
和歌山	28	58	99	178	309	462	512	564	613	682	781	839
鳥取	31	38	54	74	152	231	269	307	343	389	421	450
島根	25	38	54	78	159	269	290	318	356	377	437	475
岡山	41	71	150	272	494	730	816	902	991	1,104	1,229	1,343
広島	59	116	210	374	703	1,068	1,203	1,315	1,462	1,611	1,829	1,942
山口	17	36	89	163	293	450	513	580	648	750	878	953
徳島	44	88	130	172	343	528	560	609	637	691	777	819
香川	32	72	103	147	235	414	475	505	570	611	670	726
愛媛	32	110	206	307	496	710	764	824	882	956	1,047	1,115
高知	63	113	179	288	478	693	750	797	865	958	1,061	1,137
福岡	87	157	388	697	1,343	2,241	2,474	2,763	3,070	3,359	3,679	4,063
佐賀	11	31	56	94	211	396	437	535	613	694	787	864
長崎	36	84	171	297	560	849	914	1,051	1,170	1,297	1,410	1,490
熊本	35	86	230	368	612	948	1,055	1,165	1,258	1,367	1,541	1,678
大分	27	63	125	190	334	574	628	709	784	867	966	1,031
宮崎	12	41	117	195	332	474	497	523	588	658	754	803
鹿児島	20	45	156	291	571	1,013	1,142	1,277	1,418	1,566	1,734	1,837
沖縄	4	34	109	218	376	593	660	755	847	978	1,085	1,160
海外・その他	6	18	47	14	29	44	46	42	48	39	30	34
計	2,225	4,325	8,540	13,489	23,321	39,023	43,628	48,590	53,751	59,586	66,256	71,516

＊休会者を除く
＊各年度 3 月 31 日現在

											（人）	（人）	（％）
2012	2013	2014	2015	2016	2017	2018	2019	2020	2021	2022	5年間増加数	5年間増加率	
3,721	4,036	4,323	4,664	4,766	5,169	5,323	5,610	5,707	5,796	5,834	665	13
658	692	720	764	789	851	863	891	921	939	964	113	13
685	750	805	843	878	945	971	996	1,029	1,069	1,078	133	14
1,109	1,214	1,301	1,378	1,364	1,461	1,463	1,515	1,544	1,527	1,520	59	4
453	479	500	536	574	601	617	638	673	696	719	118	20
635	691	747	803	852	907	921	956	980	1,005	1,010	103	11
1,000	1,113	1,211	1,314	1,357	1,437	1,467	1,527	1,569	1,629	1,645	208	14
1,553	1,632	1,751	1,883	1,923	2,069	2,098	2,159	2,236	2,240	2,220	151	7
822	875	934	1,020	1059	1,153	1,203	1,275	1,321	1,390	1,418	265	23
1,251	1,376	1,504	1,604	1,672	1,813	1,882	1,960	2,042	2,105	2,092	279	15
3,206	3,448	3,713	4,053	4,245	4,690	4,861	5,121	5,273	5,343	5,305	615	13
2,911	3,243	3,528	3,855	3,967	4,340	4,428	4,684	4,913	5,118	5,021	681	16
5,476	5,796	6,167	6,759	6,910	7,750	7,905	8,244	8,500	8,456	8,567	817	11
3,696	3,924	4,257	4,582	4,656	5,121	5,265	5,539	5,758	5,871	5,817	696	14
1,155	1,228	1,294	1,392	1,438	1,481	1,522	1,555	1,590	1,589	1,606	125	8
580	625	659	715	764	837	844	870	885	932	934	97	12
782	869	934	993	1046	1,103	1,128	1,128	1,144	1,157	1,175	72	7
650	714	748	811	841	906	904	910	903	907	900	−6	−1
700	732	746	787	808	874	887	894	902	917	925	51	6
1,524	1,639	1,746	1,864	1,927	2,011	2,042	2,076	2,131	2,155	2,189	178	9
1,121	1,239	1,302	1,418	1,458	1,548	1,603	1,662	1,701	1,710	1,732	184	12
2,221	2,417	2,562	2,803	2,918	3,142	3,253	3,407	3,538	3,613	3,650	508	16
4,241	4,560	4,775	5,048	5,071	5,473	5,539	5,773	5,877	5,870	5,839	366	7
966	1,040	1,108	1,179	1,219	1,303	1,340	1,404	1,452	1,490	1,530	227	17
689	738	805	861	920	996	1,026	1,051	1,106	1,124	1,124	128	13
1,701	1,844	1,982	2,161	2,279	2,508	2,589	2,650	2,754	2,800	2,808	300	12
5,773	6,228	6,614	6,977	6,979	7,593	7,610	7,958	8,181	8,244	8,297	704	9
3,453	3,803	4,078	4,385	4,442	4,892	5,023	5,267	5,438	5,437	5,462	570	12
885	951	1,054	1,119	1145	1,233	1,269	1,329	1,375	1,408	1,414	181	15
892	966	1,031	1,098	1136	1,254	1,271	1,284	1,306	1,320	1,358	104	8
517	552	586	622	653	705	738	765	768	780	773	68	10
513	553	590	636	645	696	712	750	743	747	743	47	7
1,441	1,558	1,668	1,763	1,800	1,932	1,948	2,035	2,109	2,118	2,087	155	8
2,120	2,257	2,399	2,569	2,647	2,902	3,002	3,136	3,214	3,206	3,206	304	10
1,069	1,182	1,260	1,373	1,415	1,513	1,526	1,560	1,588	1,604	1,605	92	6
837	858	877	951	981	1,045	1,066	1,077	1,104	1,124	1,105	60	6
788	856	902	957	974	1,037	1,062	1,121	1,156	1,148	1,162	125	12
1,202	1,260	1,345	1,409	1,457	1,531	1,573	1,628	1,652	1,652	1,670	139	9
1,218	1,290	1,364	1,439	1,447	1,493	1,459	1,442	1,430	1,391	1,360	−133	−9
4,432	4,762	5,032	5,368	5,446	5,782	5,710	5,830	5,792	5,754	5,736	−46	−1
932	981	1,060	1,147	1171	1,251	1,230	1,253	1,249	1,254	1,207	−44	−4
1,637	1,751	1,836	1,952	1,942	2,043	2,015	2,008	1,978	1,968	1,972	−71	−3
1,881	2,057	2,232	2,375	2,365	2,523	2,510	2,550	2,535	2,571	2,567	44	2
1,159	1,225	1,307	1,435	1,493	1,617	1,626	1,672	1,702	1,720	1,727	110	7
859	925	980	1,038	1071	1,140	1,141	1,154	1,133	1,091	1,090	−50	−4
2,003	2,171	2,305	2,474	2,487	2,673	2,632	2,642	2,635	2,628	2,581	−92	−3
1,248	1,327	1,368	1,427	1,441	1,525	1,516	1,525	1,524	1,502	1,503	−22	−1
32	43	45	44	52	42	39	37	43	49	62	20	48
78,397	84,470	90,055	96,648	98,890	106,911	108,622	112,518	115,104	116,164	116,309	9,398	17

4 職場構成人数による施設数

	1990年度	1995年度	2000年度	2005年度	2006年度	2007年度	2008年度
1人	1,385	2,095	3,345	4,111	4,353	4,440	4,458
2人	756	920	1,337	1,752	1,856	1,932	1,919
3人	428	618	845	1,089	1,124	1,152	1,163
4人	252	411	596	752	749	798	798
5人	140	241	450	591	574	565	579
6〜10人	211	401	773	1,262	1,437	1,525	1,510
11〜15人	34	53	124	366	424	531	527
16〜20人	9	12	32	111	134	176	165
21〜30人	3	9	17	65	98	125	126
31人以上	2	3	5	30	34	56	54
合計	3,220	4,763	7,542	10,129	10,783	11,300	11,299
自宅	268	663	1,546	3,070	3,599	4,053	4,077

	2009年度	2010年度	2011年度	2012年度	2013年度	2014年度	2015年度
1人	4,512	4,762	5,232	5,251	5,679	5,907	6,088
2人	2,075	2,292	2,369	2,417	2,457	2,534	2,677
3人	1,206	1,427	1,447	1,527	1,538	1,531	1,565
4人	820	941	971	1,006	1,021	1,056	1,048
5人	609	678	675	702	695	682	720
6〜10人	1,551	1,719	1,746	1,791	1,854	1,912	1,880
11〜15人	567	658	672	696	742	733	809
16〜20人	252	309	337	376	402	454	482
21〜30人	143	257	274	344	362	387	422
31人以上	75	130	181	251	296	328	366
合計	11,810	13,173	13,904	14,361	15,046	15,524	16,057
自宅	4,483	5,471	6,357	11,185	16,180	16,462	18,681

	2016年度	2017年度	2018年度	2019年度	2020年度	2021年度	2022年度
1人	6,622	7,100	7,472	7,788	8,112	8,466	9,215
2人	2,765	2,885	2,979	3,084	3,157	3,167	3,333
3人	1,589	1,738	1,734	1,704	1,762	1,816	1,920
4人	1,034	1,063	1,102	1,093	1,116	1,107	1,223
5人	720	732	736	760	743	803	825
6〜10人	1,907	1,964	1,911	1,959	2,026	1,985	2,112
11〜15人	806	851	901	894	893	912	903
16〜20人	491	507	513	541	532	516	573
21〜30人	450	507	528	554	571	584	589
31人以上	396	471	497	528	537	544	600
合計	16,780	17,818	18,373	18,905	19,449	19,900	21,293
自宅	19,575	20,924	21,957	23,906	25,920	28,115	24,765

＊各年度3月31日現在

施設区分の経年変化

● 旧施設区分における職域拡大分野の会員数と施設数の5年推移
　（2017年度〜2021年度）

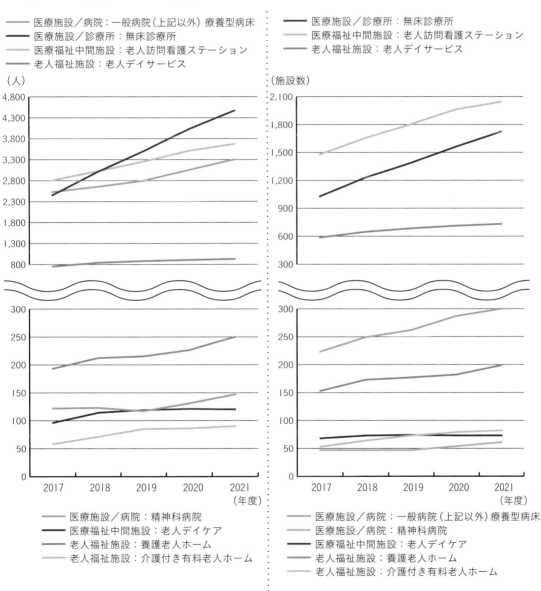

「医療施設」および「老人福祉施設」分野に属する会員数の経年変化

「医療施設」および「老人福祉施設」分野に属する施設数の経年変化

＊訪問看護ステーションの会員数、施設数については、「全体表」にある「医療福祉中間施設／老人訪問看護ステーション」と「その他／訪問看護ステーション（老人訪問看護ステーション）」の2分野の合算数である。

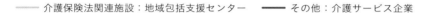
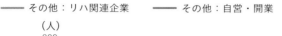

介護保険法関連施設：地域包括支援センター　　その他：介護サービス企業
その他：リハ関連企業　　その他：自営・開業

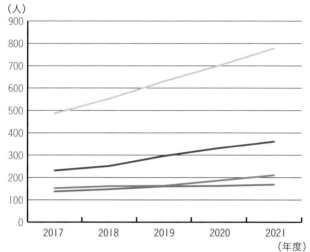

そのほかの施設分野に属する会員数の経年変化

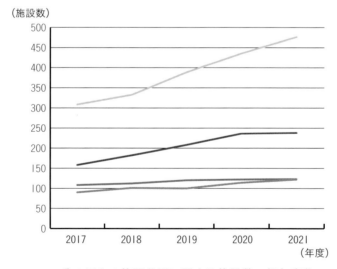

そのほかの施設分野に属する施設数の経年変化

● 旧施設区分における会員数と施設数の5年推移（2017年度〜2021年度）

施設区分		1人職場（1施設1名）				
		2017年度	2018年度	2019年度	2020年度	2021年度
医療施設／病院	大学病院	21	27	30	32	27
	総合病院	63	58	68	73	87
	老人病院	45	41	37	42	46
	小児病院	5	4	3	6	5
	一般病院（上記以外）一般病床	712	698	713	696	717
	一般病院（上記以外）療養型病床	60	64	75	87	95
	感染症病院	0	0	0	0	1
	精神科病院	26	24	23	30	34
	結核病院	0	0	0	0	0
	ハンセン病病院	4	3	2	1	2
	地域支援病院	5	12	10	6	9
	その他	57	60	50	52	57
医療施設／診療所	有床診療所	721	710	708	680	692
	無床診療所	483	562	597	669	743
	療養型病床群	2	4	2	3	4
	その他	55	70	79	87	77
医療施設／不明	その他	43	52	54	63	79
医療福祉中間施設	介護老人保健施設	919	920	923	876	868
	老人訪問看護ステーション	367	368	359	359	375
	老人デイサービス	136	129	122	123	117
	老人デイケア	52	43	46	45	48
	その他	103	98	83	91	87
老人福祉施設	養護老人ホーム	123	147	148	148	162
	特別養護老人ホーム	342	348	367	382	400
	軽費老人ホーム	4	6	5	7	6
	老人デイサービス	477	536	561	586	601
	老人福祉センター	9	8	7	6	7
	老人短期入所施設	13	12	12	14	12
	有料老人ホーム	39	45	49	51	67
	介護付き有料老人ホーム	48	61	66	73	76
	在宅介護支援センター	3	6	7	6	8
	高齢者総合相談センター	3	2	1	1	0
	その他	89	90	98	94	99
介護保険法関連施設	地域包括支援センター	221	222	267	305	320
身体障害者福祉施設／身体障害者更正養護施設	肢体不自由者更生施設	8	5	7	4	3
	重度身体障害者更生養護施設	1	0	1	2	2
	重度障害者授産施設	1	2	1	1	1
身体障害者福祉施設	身体障害者療護施設	81	77	77	82	84
	重度身体障害者授産施設	7	8	5	8	9
身体障害者福祉施設／身体障害者福祉センター	身体障害者福祉センター　A型	30	22	22	20	20
	身体障害者福祉センター　B型	0	1	3	1	1
	在宅障害者デイ・サービス施設	2	1	1	1	2
身体障害者福祉施設	身体障害者更生相談所	13	11	12	10	10
児童福祉施設／知的障害児施設	知的障害児施設	8	8	6	5	19
	知的障害児通園施設	14	21	28	38	32
児童福祉施設／肢体不自由児施設	肢体不自由児施設	12	11	15	19	15
	肢体不自由児通園施設	13	11	9	13	16
	肢体不自由児療護施設	0	1	0	0	0
児童福祉施設／重症心身障害児施設	重症心身障害児施設	47	54	65	64	61

第Ⅴ章

資料・統計

会員数					施設数				
2017年度	2018年度	2019年度	2020年度	2021年度	2017年度	2018年度	2019年度	2020年度	2021年度
2,302	2,399	2,569	2,668	2,724	175	179	187	196	192
16,197	16,883	17,685	18,030	18,106	1,222	1,236	1,248	1,249	1,255
2,549	2,463	2,506	2,417	2,183	250	238	232	226	224
321	318	321	326	324	53	51	52	55	52
41,541	42,417	43,819	44,447	44,332	4,178	4,146	4,162	4,146	4,133
2,528	2,652	2,793	3,051	3,305	223	249	262	287	300
0	0	0	0	1	0	0	0	0	1
122	123	117	131	147	47	47	47	54	61
0	0	0	0	0	0	0	0	0	0
19	20	21	20	18	10	9	9	9	9
125	133	153	182	195	14	22	24	26	29
2,403	2,447	2,567	2,675	2,724	260	264	259	264	264
6,511	6,217	6,172	5,956	5,776	1,955	1,910	1,885	1,832	1,778
2,451	3,008	3,493	4,026	4,472	1,029	1,230	1,387	1,561	1,723
18	21	18	27	28	4	7	5	8	9
398	401	436	472	490	140	147	159	172	170
89	130	149	190	222	60	73	83	101	124
6,008	6,043	6,234	6,364	6,369	2,492	2,487	2,490	2,460	2,432
1,553	1,496	1,480	1,445	1,412	726	710	705	701	707
300	269	263	249	246	199	182	175	170	165
96	114	119	121	120	68	73	74	73	73
337	333	325	322	309	172	161	152	155	154
193	212	215	226	250	153	173	177	182	199
466	472	488	509	546	395	400	417	435	461
8	10	9	9	9	6	8	7	8	7
751	839	880	905	929	586	647	684	712	731
45	46	42	43	43	17	16	15	15	15
21	20	20	20	27	16	16	15	16	18
47	52	55	59	75	43	48	52	55	70
58	71	85	86	90	53	64	73	79	82
6	9	9	6	10	4	7	8	6	9
3	2	1	1	0	3	2	1	1	0
228	238	234	233	239	130	136	139	139	143
486	551	629	700	777	308	332	388	435	476
11	10	11	10	9	9	7	9	7	5
1	0	1	2	2	1	0	1	2	2
6	4	3	5	5	3	3	2	3	3
130	130	132	142	132	97	95	96	103	101
10	8	5	8	9	9	8	5	8	9
42	39	32	30	28	36	30	27	25	24
0	1	3	3	3	0	1	3	2	2
6	5	3	3	4	4	3	2	2	3
18	16	16	15	15	15	13	14	12	12
10	14	12	11	23	9	10	9	8	21
27	33	42	55	58	21	27	35	46	44
271	281	251	246	245	60	62	61	62	59
90	102	99	95	92	35	34	34	34	34
0	1	0	2	3	0	1	0	1	1
333	336	342	360	358	104	112	120	123	123

施設区分		1人職場（1施設1名）				
		2017年度	2018年度	2019年度	2020年度	2021年度
児童福祉施設	情緒障害児短期治療施設	0	0	0	0	0
	児童相談所	3	2	3	3	2
	心身障害児総合通園センター	15	21	24	25	34
精神障害者社会復帰施設／	精神障害者生活訓練施設	3	1	4	3	2
精神障害者生活訓練施設	精神障害者授産施設	0	0	0	0	0
	精神障害者地域生活支援センター	0	0	0	0	0
精神障害者社会復帰施設	精神保健福祉センター	1	1	1	1	0
	精神障害者社会復帰促進センター	0	0	0	0	0
	精神障害者グループホーム	0	0	1	1	2
	精神障害者小規模作業所	0	0	0	0	0
知的障害者福祉施設／	知的障害者更生施設	6	7	7	9	10
知的障害援護施設	知的障害者授産施設	0	0	1	1	1
知的障害者福祉施設	知的障害者更生相談所	0	1	1	1	0
障害者自立支援施設／	生活介護事業所	9	8	13	14	14
指定障害者福祉サービス事業所	自立訓練（機能訓練）事業所	3	5	4	7	6
	多機能型事業所	9	10	13	14	16
障害者自立支援施設／	生活介護支援事業所	10	8	9	13	16
指定障害者支援事業所	自立訓練（機能訓練）支援事業所	4	3	3	3	6
障害者自立支援施設	指定相談支援事業所	5	7	6	4	5
	指定地域活動支援センター	6	6	5	5	4
教育・研究施設／特別支援学校	肢体不自由児	19	22	22	21	19
	知的障害児	1	1	1	2	2
	その他	18	16	14	16	18
教育・研究施設	理学療法3年制専門学校教員	6	7	7	6	3
	理学療法4年制専門学校教員	4	6	3	1	2
	理学療法短期大学教員	0	0	0	0	0
	理学療法大学教員	12	11	9	9	12
	理学療法以外の大学教員	42	47	46	55	60
	研究施設	50	50	52	52	50
	その他	14	15	14	16	22
行政関係施設／行政	保健所	21	21	21	17	17
	市町村保健センター	33	33	32	34	29
	国	5	6	7	7	5
	都道府県	13	11	10	9	7
	市	68	76	90	94	88
	町	9	9	12	12	15
	村	1	1	4	4	5
	社会福祉協議会	6	7	9	9	11
	身体障害者福祉協議会	0	0	0	0	0
	その他	89	80	68	72	72
健康産業	スポーツ関係施設	27	25	20	28	32
	フィットネス施設	26	31	32	34	35
その他	職業センター	9	10	12	22	25
	リハ関連企業	61	68	68	79	82
	一般企業	59	59	63	66	71
	補装具作成施設	2	2	1	1	1
	訪問看護ステーション（老人訪問看護ステーション）	490	626	732	832	840
	介護サービス企業	124	146	166	186	185
	自営・開業	88	91	101	105	103
	その他	242	252	253	258	334
総計		7,100	7,472	7,788	8,112	8,466

会員数					施設数				
2017年度	2018年度	2019年度	2020年度	2021年度	2017年度	2018年度	2019年度	2020年度	2021年度
0	0	0	0	0	0	0	0	0	0
3	2	3	3	2	3	2	3	3	2
37	42	49	46	56	21	28	33	33	42
3	1	4	3	2	3	1	4	3	2
0	0	0	0	0	0	0	0	0	0
0	0	0	0	0	0	0	0	0	0
1	1	1	0	0	1	1	1	0	0
0	0	0	0	0	0	0	0	0	0
0	0	1	1	2	0	0	1	1	2
0	0	0	0	0	0	0	0	0	0
6	7	7	9	10	6	7	7	9	10
0	0	1	1	1	0	0	1	1	1
0	1	1	1	0	0	1	1	1	0
10	13	15	20	20	9	10	14	17	17
7	10	11	11	12	4	6	6	8	8
14	14	19	29	28	12	12	15	18	20
13	13	14	18	21	11	10	11	15	18
13	12	7	11	10	7	6	5	6	7
7	11	10	9	10	6	9	8	6	7
11	11	13	11	13	7	7	7	7	6
30	31	29	28	27	22	24	23	22	21
1	1	1	2	2	1	1	1	2	2
26	23	22	22	23	21	19	18	19	20
623	633	632	611	631	87	92	91	92	88
500	501	499	495	493	75	75	73	71	71
60	57	46	46	36	6	6	5	5	4
1,155	1,172	1,244	1,320	1,409	117	117	122	129	135
55	67	66	80	79	48	55	53	64	69
118	124	131	133	135	64	65	67	67	68
42	56	52	47	40	21	25	20	21	30
27	29	29	22	24	22	24	24	18	19
49	48	47	49	41	39	39	37	39	33
5	6	7	7	5	5	6	7	7	5
15	13	14	13	11	14	12	12	11	9
91	101	128	130	127	75	84	102	106	102
12	12	15	16	19	10	10	13	14	17
3	3	4	4	5	2	2	4	4	5
8	9	11	15	15	7	8	10	12	13
0	0	0	0	0	0	0	0	0	0
159	136	123	122	124	118	103	90	91	92
44	44	54	55	58	32	32	32	39	43
36	43	48	44	51	30	35	38	37	41
21	23	21	30	33	14	15	15	24	28
152	161	163	186	210	90	101	100	114	122
153	157	155	155	160	77	79	83	85	90
2	2	1	1	1	2	2	1	1	1
1,252	1,527	1,769	2,061	2,262	751	944	1,097	1,261	1,336
231	251	296	331	361	158	182	208	236	238
137	147	160	162	168	108	112	120	122	123
533	558	573	589	687	318	328	331	342	424
94,800	97,462	101,355	103,852	104,908	17,818	18,373	18,905	19,449	19,900

● 新施設区分における会員数と施設数（2022年度）

施設区分A	施設区分B	施設区分C	1人職場（1施設1名）会員数（休会者除く）	1人職場（1施設1名）会員数（休会者含む）	会員数数値型 会員数（休会者除く）	会員数数値型 会員数（休会者含む）	施設数数値型 施設数（休会者除く）	施設数数値型 施設数（休会者含む）
医療施設	病院・センター	高度急性期	3	4	6,565	6,720	406	408
		急性期	276	292	28,481	29,273	3,002	3,033
		回復期（回復期リハビリテーション病棟）	5	6	15,889	16,485	1,134	1,161
		回復期（地域包括ケア病棟）	40	49	2,698	2,867	807	870
		慢性期（療養病棟）	190	205	2,843	3,019	934	995
		慢性期（特殊疾患）	32	40	805	855	213	235
		精神病床	37	41	215	221	79	84
		感染症病床	0	0	1	1	1	1
		結核病床	0	0	11	11	7	7
		小児（病院・発達センター・療育センター等）	9	11	282	293	57	60
		その他	126	137	15,000	15,335	1,067	1,085
	診療所（クリニック）	診療所（有床）	274	305	2,793	2,934	823	859
		診療所（無床）	1,201	1,307	8,977	9,494	3,246	3,367
介護サービス施設・事業所	訪問型	訪問リハビリテーション	66	83	598	679	412	473
		訪問看護ステーション	1,294	1,492	4,274	4,746	2,376	2,595
		定期巡回・随時対応型訪問介護看護	3	5	10	12	5	7
		訪問介護	24	31	30	39	28	35
	通所型	通所リハビリテーション	195	225	1,049	1,186	745	840
		通所介護	857	961	1,560	1,702	1,154	1,266
		地域密着型通所介護	150	179	260	298	196	227
		療養通所介護	1	1	1	1	1	1
		認知症対応型通所介護	12	13	14	15	13	14
	施設型	介護老人保健施設	754	844	6,370	6,741	2,458	2,562
		介護療養型医療施設	3	5	22	28	21	26
		介護医療院	17	28	58	71	36	47
		介護老人福祉施設（特別養護老人ホーム）	535	582	795	856	657	705
		有料老人ホーム	95	122	127	157	111	138
		軽費老人ホーム（ケアハウス）	7	8	14	16	12	13
		サービス付き高齢者向け住宅	7	8	9	10	8	9
		認知症対応型共同生活介護（グループホーム）	10	13	18	21	13	16
		小規模多機能型居宅介護	9	14	15	20	11	16
		看護小規模多機能型居宅介護（複合型サービス）	13	16	13	18	13	17
	ケアプラン	居宅介護支援	56	71	129	147	85	102
	福祉用具	福祉用具貸与	12	17	17	23	14	19
		特定福祉用具販売	2	3	7	8	3	4
	ショートステイ	短期入所生活介護	21	23	29	31	26	28
		介護老人保健施設	27	35	88	112	72	93
		介護療養型医療施設	0	0	62	67	5	9
障害福祉施設	障害者支援施設等	障害者支援施設	104	109	182	188	129	134
		地域活動支援センター	10	10	19	19	13	13
		福祉ホーム	1	2	1	2	1	2
	身体障害者社会参加支援施設	身体障害者福祉センター（A型、B型）	17	19	29	31	23	25
		障害者更生センター	14	15	16	17	15	16
	児童福祉施設等	小規模保育事業所	1	1	1	1	1	1
		児童養護施設	0	0	0	1	0	1
		障害児入所施設（福祉型）	69	75	330	343	134	141

第V章　資料・統計

施設区分A	施設区分B	施設区分C	1人職場（1施設1名）		会員数数値型		施設数数値型	
			会員数（休会者除く）	会員数（休会者含む）	会員数（休会者除く）	会員数（休会者含む）	施設数（休会者除く）	施設数（休会者含む）
障害福祉施設	児童福祉施設等	障害児入所施設（医療型）	2	2	3	3	3	3
		児童発達支援センター（福祉型）	42	46	175	180	75	79
		児童発達支援センター（医療型）	25	27	294	301	80	82
	老人福祉施設	有料老人ホーム	16	18	29	31	21	23
		老人福祉センター（特A型、A型、B型）	7	8	25	26	10	11
	その他の社会福祉施設等	授産施設	9	9	9	9	9	9
障害福祉サービス事業所	障害福祉サービス事業所及び相談支援事業所	居宅介護	2	2	2	2	2	2
		生活介護	31	34	38	41	35	38
		計画相談支援	14	15	20	22	17	18
		地域相談支援（地域定着支援）	0	0	4	4	2	2
		自立訓練（機能訓練）	27	32	70	78	46	52
		自立訓練（生活訓練）	1	1	1	1	1	1
		就労継続支援（B型）	1	1	1	1	1	1
	障害児通所支援事業所及び障害児相談支援事業所	児童発達支援	34	43	42	51	40	49
		放課後等デイサービス	75	94	97	118	89	108
		保育所等訪問支援	3	3	3	3	3	3
教育研究施設	専門学校	3年制専門学校	1	2	618	623	83	85
		4年制専門学校	1	1	488	492	69	69
	大学（院）	短期大学	0	0	38	38	4	4
		専門職大学	0	0	61	61	7	7
		大学	61	62	1,475	1,479	193	194
		大学院	24	25	100	101	36	37
		理学療法以外の大学（院）	7	7	12	12	9	9
	研究施設	国公立の研究施設	9	10	54	57	22	23
		民間の研究施設（シンクタンク等）	15	15	28	28	17	17
	特別支援学校	肢体不自由児特別支援学校	17	17	25	25	19	19
		知的障害児特別支援学校	4	4	4	4	4	4
		その他特別支援学校	25	25	31	32	28	28
	その他教育施設		1	2	1	2	1	2
行政・自治体・団体・機構等（病院・介護保険・障害者関連施設を除く）	行政機関	国	4	4	7	8	6	6
		都道府県（本庁）	35	37	58	62	42	44
		政令指定都市	6	7	8	9	7	8
		市区町村	186	193	264	276	222	229
	保健所		1	1	1	1	1	1
	市町村保健センター		1	2	1	2	1	2
	地域包括支援センタ	直営	25	25	28	29	27	27
		委託	62	67	218	231	119	124
	更生相談所		2	2	2	2	2	2
	社会福祉協議会		2	3	2	3	2	3
	団体	日本理学療法士協会	0	0	21	21	1	1
		都道府県理学療法士会	6	6	17	17	11	11
		その他団体	55	55	84	86	63	64
法人本部等	医療法人		0	0	10	10	4	4
	社会福祉法人		3	3	5	5	5	5
	個人		6	6	6	6	6	6
	その他法人本部等		53	54	317	331	120	123

施設区分A	施設区分B	施設区分C	1人職場 (1施設1名)		会員数数値型		施設数数値型	
			会員数 (休会者 除く)	会員数 (休会者 含む)	会員数 (休会者 除く)	会員数 (休会者 含む)	施設数 (休会者 除く)	施設数 (休会者 含む)
企業、起業、公的保険外（ヘルスケア産業・予防等）サービス	ヘルスケア産業（健康保持増進）	知識分野（健康保持増進に役立つ情報を提供する商品およびサービス）	10	12	12	14	12	14
		測定分野（自身や家族の健康状態を把握するためのデバイス及びサービス）	3	3	5	5	4	4
		健康経営を支えるサービス（従業員が健康的に働けるように職場環境を整えるための企業・保健者向けサービス）	3	3	3	3	3	3
		運動（健康を保持・増進するために必要な適度な運動を提供するための機器・用具及び、運動機会を提供する場所（施設）、及び運動に関する教育指導サービス）	57	62	99	106	75	81
		衣・食・住・睡眠（健康を保持増進し、身体的負荷のかかりにくい住環境、衣服、食、睡眠を提供するために必要な商品及びサービス）	28	29	52	53	36	37
	ヘルスケア産業（患者/要支援・要介護者の生活を支援するもの）	患者向け向け商品・サービス（疾患を抱える方向けの健康保持・増進のための商品・サービス）	6	6	8	8	7	7
		要支援・介護者向け商品・サービス（要支援・要介護 者向けの健康保持・増進のための商品・サービス）	1	1	5	5	3	3
	スポーツ関連	スポーツトレーナー(プロチーム契約)	12	14	17	19	14	16
		スポーツトレーナー(企業チーム提携)	5	7	5	7	5	7
	その他企業等	介護サービス（公的保険外）	138	143	220	227	172	177
		一般企業	485	517	910	963	631	664
		補装具作成	2	2	2	2	2	2
その他（上記すべてに該当なし）	その他（上記すべてに該当なし）		28	39	29	41	29	40
総計			8,258	9,215	106,871	111,491	23,125	24,454

6 理学療法士養成施設の変化

● 理学療法士養成施設の変化（学校種類別の養成校数）

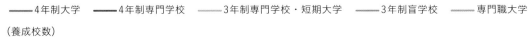

（養成校数）

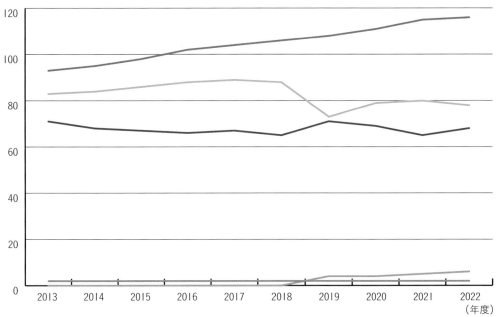

	2013 年度	2014 年度	2015 年度	2016 年度	2017 年度	2018 年度	2019 年度	2020 年度	2021 年度	2022 年度
4年制大学	93	95	98	102	104	106	108	111	115	116
4年制専門学校	71	68	67	66	67	65	71	69	65	68
3年制専門学校・ 短期大学	83	84	86	88	89	88	73	79	80	78
3年制盲学校	2	2	2	2	2	2	2	2	2	2
専門職大学	0	0	0	0	0	0	4	4	5	6

＊各年度3月31日現在

年度別入会者数
(10年間、都道府県別)

(人)

人口 (2022)	都道府県	2013	2014	2015	2016	2017	2018	2019	2020	2021	2022	会員数 (2022)
14,038,000	東京都	535	633	699	666	955	781	827	696	554	609	10,095
9,232,000	神奈川県	352	452	463	432	581	556	574	497	444	370	6,964
8,782,000	大阪府	760	697	704	665	858	787	869	702	671	689	9,906
7,495,000	愛知県	461	453	463	415	546	518	548	412	401	372	6,977
7,337,000	埼玉県	381	446	465	419	558	543	540	415	389	339	6,150
6,266,000	千葉県	421	430	475	400	536	510	573	488	539	363	5,837
5,402,000	兵庫県	496	441	430	397	556	514	545	490	378	417	6,558
5,140,000	北海道	455	393	447	406	519	488	527	390	425	383	7,055
5,116,000	福岡県	524	530	533	447	498	445	495	358	314	328	6,999
3,582,000	静岡県	291	238	313	284	308	298	310	283	258	216	4,266
2,840,000	茨城県	169	181	191	158	196	184	178	171	138	103	2,535
2,760,000	広島県	210	216	265	233	336	284	281	243	187	207	3,756
2,550,000	京都府	222	198	245	247	315	271	257	254	236	222	3,178
2,280,000	宮城県	115	113	100	104	140	101	116	89	68	98	1,883
2,153,000	新潟県	87	77	98	95	81	74	67	74	74	61	1,877
2,020,000	長野県	161	136	141	128	125	105	127	106	87	103	2,605
1,946,000	岐阜県	136	98	137	114	144	139	129	94	87	106	2,022
1,913,000	群馬県	171	153	163	146	186	175	158	185	136	133	2,386
1,909,000	栃木県	92	94	105	120	127	108	127	108	120	101	1,584
1,862,000	岡山県	159	169	140	136	174	146	173	137	113	96	2,303
1,790,000	福島県	148	127	135	116	125	105	108	106	96	69	1,802
1,742,000	三重県	113	94	107	91	116	115	119	118	103	111	1,704
1,718,000	熊本県	244	241	207	170	221	203	191	153	137	145	3,036
1,563,000	鹿児島県	253	219	228	186	265	208	190	136	167	149	3,019
1,468,000	沖縄県	114	85	94	102	128	118	104	74	90	118	1,865
1,409,000	滋賀県	71	72	69	104	99	84	78	81	70	55	1,314
1,313,000	山口県	145	117	129	125	127	94	95	90	77	66	1,796
1,306,000	愛媛県	99	104	96	103	117	113	113	91	80	81	1,910
1,306,000	奈良県	97	115	102	109	115	122	114	113	95	88	1,629
1,283,000	長崎県	179	159	168	121	156	127	130	105	87	105	2,231
1,204,000	青森県	56	53	50	57	83	57	62	62	57	59	1,109
1,181,000	岩手県	60	69	50	51	72	64	67	71	82	71	1,226
1,118,000	石川県	100	95	86	91	82	71	61	54	52	69	1,343
1,107,000	大分県	127	111	153	117	161	103	126	119	124	117	1,973
1,052,000	宮崎県	101	85	78	76	80	65	70	42	44	46	1,299
1,041,000	山形県	59	65	71	63	64	48	57	43	54	46	1,129
1,017,000	富山県	63	57	64	64	84	58	55	51	69	55	1,070
934,000	香川県	93	68	79	64	80	81	75	69	48	48	1,291
930,000	秋田県	33	26	40	41	29	23	35	45	39	36	785
903,000	和歌山県	113	86	94	83	134	89	89	72	73	92	1,566
802,000	山梨県	71	62	68	77	80	69	57	56	55	49	1,065
801,000	佐賀県	84	96	106	89	117	87	97	70	79	45	1,401
753,000	福井県	76	65	71	59	86	42	60	21	47	39	1,063
704,000	徳島県	64	62	94	81	85	74	88	80	87	69	1,302
676,000	高知県	126	110	107	76	93	73	71	53	41	41	1,643
658,000	島根県	48	39	44	42	61	37	52	24	31	29	841
544,000	鳥取県	44	39	46	51	56	59	51	36	35	26	890

＊総務省統計局　人口推計　第11表　都道府県, 年齢(3区分), 男女別人口－総人口, 日本人人口(2021年10月1日現在)参照

生涯学習履修状況

● 登録理学療法士制度に関する修了者および取得者データ

都道府県	会員数	入会3年目以上の会員数[*1]	入会6年目以上の会員数[*2]	前期研修修了者	前期研修修了率[*3]	登録理学療法士取得者数	登録理学療法士取得率[*4]
北海道	7,055	6,258	4,974	3,715	59.4%	3,248	65.3%
青森県	1,109	998	832	709	71.0%	603	72.5%
岩手県	1,226	1,071	872	708	66.1%	620	71.1%
宮城県	1,883	1,714	1,429	878	51.2%	824	57.7%
秋田県	785	710	609	547	77.0%	474	77.8%
山形県	1,129	1,028	880	678	66.0%	590	67.0%
福島県	1,802	1,641	1,346	1,073	65.4%	870	64.6%
茨城県	2,535	2,299	1,832	1,294	56.3%	1,173	64.0%
栃木県	1,584	1,372	1,033	712	51.9%	615	59.5%
群馬県	2,386	2,123	1,679	1,269	59.8%	1,081	64.4%
埼玉県	6,150	5,458	4,185	3,119	57.1%	2,573	61.5%
千葉県	5,837	4,990	3,713	2,804	56.2%	2,310	62.2%
東京都	10,095	8,967	6,881	4,760	53.1%	4,217	61.3%
神奈川県	6,964	6,192	4,812	3,267	52.8%	2,927	60.8%
新潟県	1,877	1,748	1,557	1,245	71.2%	1,139	73.2%
富山県	1,070	949	798	602	63.4%	538	67.4%
石川県	1,343	1,223	1,048	781	63.9%	674	64.3%
福井県	1,063	979	867	633	64.7%	600	69.2%
山梨県	1,065	962	795	603	62.7%	549	69.1%
長野県	2,605	2,414	2,077	1,598	66.2%	1,420	68.4%
岐阜県	2,022	1,834	1,498	1,032	56.3%	910	60.7%
静岡県	4,266	3,801	2,994	2,211	58.2%	1,870	62.5%
愛知県	6,977	6,243	4,933	3,418	54.7%	3,034	61.5%
三重県	1,704	1,494	1,189	869	58.2%	772	64.9%
滋賀県	1,314	1,190	948	749	62.9%	633	66.8%
京都府	3,178	2,735	2,071	1,452	53.1%	1,250	60.4%
大阪府	9,906	8,583	6,570	4,698	54.7%	4,047	61.6%
兵庫県	6,558	5,780	4,448	3,155	54.6%	2,739	61.6%
奈良県	1,629	1,453	1,152	822	56.6%	721	62.6%
和歌山県	1,566	1,408	1,185	896	63.6%	763	64.4%
鳥取県	890	830	681	487	58.7%	447	65.6%
島根県	841	780	667	501	64.2%	465	69.7%
岡山県	2,303	2,102	1,693	1,214	57.8%	1,107	65.4%
広島県	3,756	3,373	2,692	1,992	59.1%	1,823	67.7%
山口県	1,796	1,660	1,399	907	54.6%	857	61.3%
徳島県	1,302	1,153	950	673	58.4%	576	60.6%
香川県	1,291	1,198	992	728	60.8%	645	65.0%
愛媛県	1,910	1,750	1,456	1,105	63.1%	1,010	69.4%
高知県	1,643	1,563	1,372	950	60.8%	888	64.7%
福岡県	6,999	6,376	5,208	3,752	58.8%	3,358	64.5%
佐賀県	1,401	1,286	1,046	872	67.8%	730	69.8%
長崎県	2,231	2,043	1,720	1,290	63.1%	1,127	65.5%
熊本県	3,036	2,759	2,260	1,416	51.3%	1,240	54.9%
大分県	1,973	1,735	1,439	980	56.5%	906	63.0%
宮崎県	1,299	1,210	1,051	700	57.9%	641	61.0%
鹿児島県	3,019	2,711	2,264	1,546	57.0%	1,345	59.4%
沖縄県	1,865	1,662	1,386	963	57.9%	912	65.8%
海外	119	114	108	78	68.4%	78	72.2%
	136,357	121,922	97,591	70,451	57.8%	61,939	63.5%

※会員数および各種取得者数に休会者を含む
*1：本データにおける入会3年目以上とは、2020年度以前の入会者を指す
*2：本データにおける入会6年目以上とは、2017年度以前の入会者を指す
*3：前期研修修了者÷入会3年目以上の会員数
*4：登録理学療法士取得者÷入会6年目以上の会員数
*2023年3月31日時点

● 認定理学療法士

①都道府県別・経験年数別の取得者数

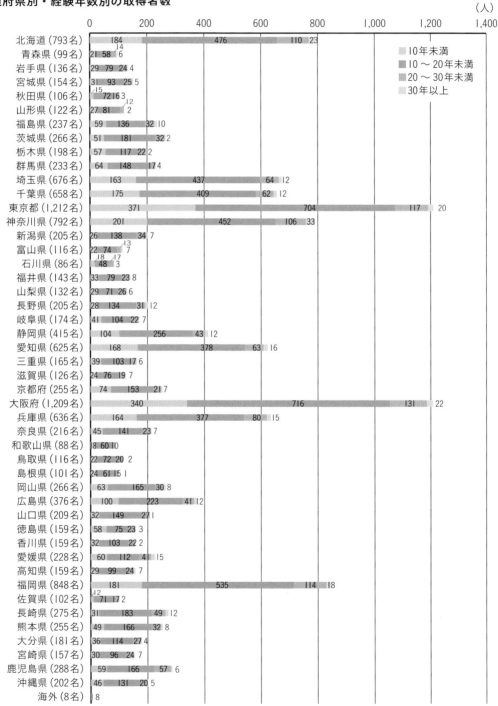

＊2023年3月31日時点

②都道府県別・分野別の取得者数

（人）

都道府県名	脳卒中	神経筋障害	脊髄障害	発達障害	運動器	切断	スポーツ理学療法	徒手理学療法	循環	呼吸
北海道	199	19	4	33	232		50	26	73	67
青森県	32	1		1	23		9		11	5
岩手県	74		3	1	18	1	2	1	14	8
宮城県	53	5	2	4	27		12		11	21
秋田県	53	1		2	25		6		10	12
山形県	45	3	1	3	24		3	3	11	10
福島県	71	4		6	58	1	10	1	13	25
茨城県	55	5	7	8	69	2	17	2	25	29
栃木県	59	3	3	5	54		7	4	24	21
群馬県	41	3	1	5	73		42	5	9	23
埼玉県	171	13	12	14	234	3	40	9	51	58
千葉県	147	11	10	13	237	6	54	13	49	70
東京都	356	30	7	35	348	7	140	27	108	103
神奈川県	179	9	9	31	216	2	70	19	77	82
新潟県	56	6	2	8	53		12	7	14	17
富山県	35	2	1	3	30		10	2	9	16
石川県	25	2	1	1	30		1	3	6	4
福井県	26	4	3	2	36		15	4	14	17
山梨県	50		1	6	34		10	4	4	12
長野県	63	8	1	10	53		7	3	12	25
岐阜県	35	1	2	5	53		7	2	19	22
静岡県	99	5	3	9	115		38	4	34	56
愛知県	174	5	9	20	179	3	40	8	48	59
三重県	40			6	61		6	3	14	14
滋賀県	34	4		4	37		5	7	9	10
京都府	61	6		5	88		17	4	27	34
大阪府	361	11	18	39	375	6	44	25	113	139
兵庫県	170	11	9	12	193	1	45	11	54	72
奈良県	47	5	1	3	58		16	4	13	22
和歌山県	17	4	1	5	29		4	3	12	8
鳥取県	14	1		4	42		3	4	2	14
島根県	22	3	1	2	29		8		10	17
岡山県	59	6	5	4	98		12	7	22	24
広島県	72	3	1	2	130		15	11	48	41
山口県	63	2	3	5	52		3	4	11	20
徳島県	33	2			46		7	3	9	12
香川県	50	1		4	61		8	1	11	12
愛媛県	46	2	4	6	95		8	12	12	14
高知県	55	2	2	4	50			2	8	18
福岡県	202	8	5	11	299	1	27	9	105	91
佐賀県	24			3	39		9	2	5	10
長崎県	56	3	1	5	93		3	3	20	31
熊本県	76	4	1	2	84		6	5	26	14
大分県	31			7	67		4	6	16	18
宮崎県	37	3	1	7	65		11	3	9	19
鹿児島県	64	8		11	141		4	1	15	23
沖縄県	54	1			60	1	10	2	28	21
海外	4				1			1	3	2

＊2023年3月31日時点

(人)

代謝	地域理学療法	健康増進・参加	介護予防	補装具	物理療法	褥瘡・創傷ケア	疼痛管理	臨床教育	管理・運営	学校教育
18	51	3	37	10	2	2	2	11	18	3
2	11		1	1	1				3	6
3	15		6	3			1	1	3	2
4	17	1	2	1		1			2	6
3	9		3	2				2	3	
3	9	1	11	1		1		2	3	
5	32	3	11			1	3	2	5	1
8	34	3	13	6	5			3	11	
6	20	2	2		1			2	7	3
11	18	1	12		1		1	5	12	1
27	79	5	23	9	3	2		4	27	3
26	53	5	17	8	3			10	23	4
32	94	14	42	20	4		6	28	44	14
22	90	3	25	15	8		1	15	24	16
11	23	3	8	5			2	2	2	2
3	10	1	1	2		1	1	2	2	2
3	10	2	2	2				1	2	
3	20		4					1		
7	8	1	7		1			2	3	1
4	17	1	10	4	2			3	3	
10	22	1	6	1	1	1		2	6	
12	41	7	21	6	2		1	6	7	4
33	64	6	24	2	4		1	7	19	4
3	23	2	13					1	5	2
7	14	2	4				1	1	7	
6	25	2	6	3	2		1		10	
35	141	23	34	9	7	2	5	43	57	13
22	61	3	19	10	1		4	11	30	8
6	30	3	11	2	9	2	1	6	8	4
3	9	2	3		1				3	1
4	27	2	7	1		1			5	
4	7	3	8	1				3	7	2
9	15	2	17	1	1			9	8	4
19	37	5	12	3	1			4	8	1
9	35	4	15	4		1		2	9	
19	18	1	12	1	1			2	10	2
10	8		3	1					1	1
12	23	3	13	3	1		1	1	6	4
1	20	5	7	1				2	8	3
17	65	10	41	12	5			13	24	17
1	12		3	2					5	1
5	41	1	12	2	3		1	5	10	1
15	27	4	7	2	1			3	9	
5	23	2	14	1	3			3	4	5
3	22	1	8	2	4			5	2	3
6	27		9	5	1		1	2	11	7
5	15	2	8	5	1			7	8	2

● 専門理学療法士

①都道府県別・経験年数別の取得者数

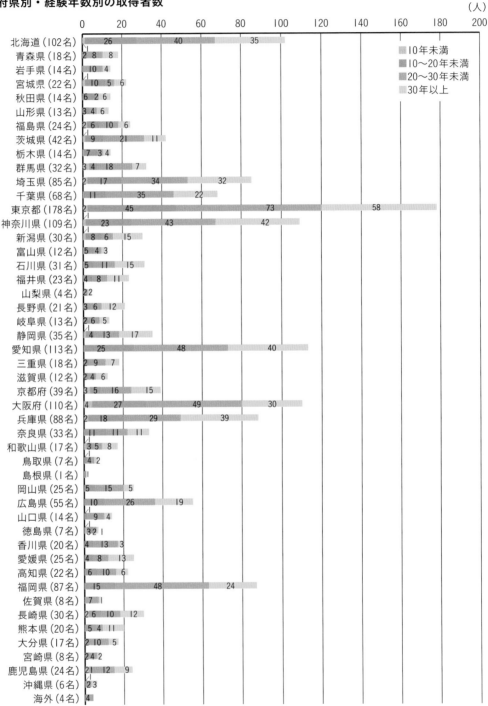

凡例：
- 10年未満
- 10〜20年未満
- 20〜30年未満
- 30年以上

＊2023年3月31日時点

②都道府県別・分野別の取得者数

(人)

都道府県名	基礎理学療法	神経理学療法	小児理学療法	運動器理学療法	スポーツ理学療法	心血管理学療法	呼吸理学療法	糖尿病理学療法	地域理学療法	予防理学療法	支援工学理学療法	物理療法	理学療法教育
北海道	25	24	24	30	30	19	19	19	10	10	10	1	4
青森県	5	4	4	6	6	1	1	1	1	1	1		1
岩手県	5	1	1	2	2	6	6	6	2	2	2		
宮城県	13	4	4	4	4	3	3	3	2	2	2		
秋田県	3	3	3	4	4	6	6	6	1	1	1	2	1
山形県	6	1	1	2	2	1	1	1	2	2	2		3
福島県	6	6	6	6	6	7	7	7	5	5	5	2	3
茨城県	16	11	11	11	11	4	4	4	7	7	7		9
栃木県	3	1	1	6	6	5	5	5	1	1	1		
群馬県	8	10	10	7	7	4	4	4	5	5	5	1	1
埼玉県	30	25	25	25	25	7	7	7	20	20	20	1	3
千葉県	17	13	13	22	22	11	11	11	12	12	12	2	7
東京都	38	43	43	48	48	40	40	40	36	36	36	4	13
神奈川県	14	28	28	36	36	14	14	14	23	23	23		5
新潟県	14	5	5	9	9	6	6	6	5	5	5		3
富山県	4	2	2	3	3	1	1	1	1	1	1		3
石川県	7	10	10	10	10	7	7	7	4	4	4		3
福井県	4	5	5	10	10	5	5	5	4	4	4		3
山梨県		4	4										
長野県	3	6	6	7	7	3	3	3	2	2	2		1
岐阜県		1	1	6	6	5	5	5	1	1	1		1
静岡県	11	2	2	8	8	9	9	9	6	6	6		1
愛知県	24	27	27	35	35	19	19	19	16	16	16	3	8
三重県	4			4	4	7	7	7	3	3	3		1
滋賀県	3	1	1	4	4	3	3	3	1	1	1		
京都府	14	8	8	18	18	3	3	3	4	4	4		1
大阪府	32	22	22	30	30	19	19	19	21	21	21	1	7
兵庫県	19	25	25	25	25	22	22	22	16	16	16	4	3
奈良県	5	11	11	6	6	4	4	4	7	7	7	5	1
和歌山県	6	2	2	4	4	3	3	3	3	3	3	1	2
鳥取県				3	3	2	2	2	1	1	1		1
島根県										1			
岡山県	5	4	4	11	11	5	5	5	5	5	5		1
広島県	9	13	13	25	25	6	6	6	10	10	10		8
山口県	1	2	2	8	8				5	5	5		
徳島県	2	1	1			1	1	1	3	3	3		
香川県	1	3	3	7	7	10	10	10	1	1	1		
愛媛県	3	6	6	11	11	8	8	8					1
高知県	5	5	5	3	3	4	4	4	7	7	7		3
福岡県	16	19	19	29	29	18	18	18	10	10	10		11
佐賀県	1	4	4	4	4								
長崎県	5	3	3	9	9	6	6	6	11	11	11		
熊本県	8	3	3	3	3	2	2	2	2	2	2		3
大分県	4	5	5	3	3	4	4	4	4	4	4		
宮崎県	3	1	1	3	3	1	1	1	2	2	2		1
鹿児島県	5	10	10	7	7	5	5	5	2	2	2		3
沖縄県		1	1	3	3					2	2	2	
海外				3	3	1	1	1					

＊2023年3月31日時点

9 協会指定管理者（初級・上級）取得者数

● 協会指定管理者都道府県別取得者割合（資格別内訳）

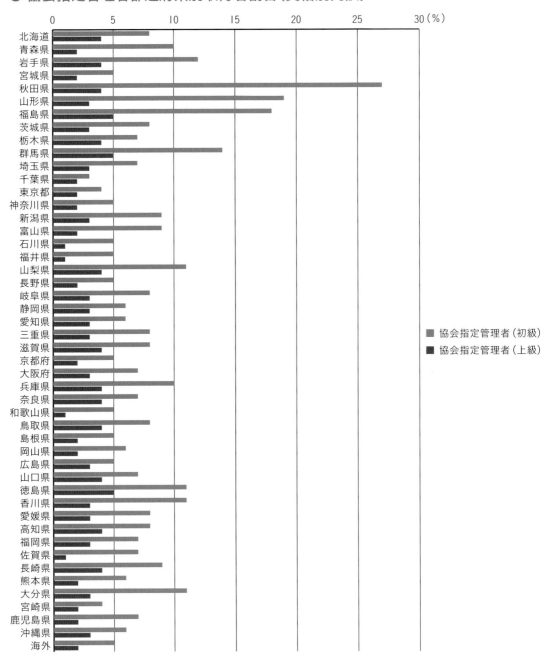

協会指定管理者（初級）
協会指定管理者（上級）

● 協会指定管理者都道府県別取得者数

（人）

都道府県	会員数	初級	上級
北海道	7,055	590	271
青森県	1,109	108	22
岩手県	1,226	151	45
宮城県	1,883	99	46
秋田県	785	215	31
山形県	1,129	219	34
福島県	1,802	316	84
茨城県	2,535	201	81
栃木県	1,584	118	57
群馬県	2,386	326	122
埼玉県	6,150	422	193
千葉県	5,837	177	105
東京都	10,095	378	222
神奈川県	6,964	359	173
新潟県	1,877	176	47
富山県	1,070	91	23
石川県	1,343	67	15
福井県	1,063	50	9
山梨県	1,065	118	38
長野県	2,605	142	57
岐阜県	2,022	162	54
静岡県	4,266	250	123
愛知県	6,977	449	185
三重県	1,704	135	51
滋賀県	1,314	99	54
京都府	3,178	160	75
大阪府	9,906	652	282
兵庫県	6,558	659	256
奈良県	1,629	119	62
和歌山県	1,566	74	19
鳥取県	890	72	36
島根県	841	45	18
岡山県	2,303	132	56
広島県	3,756	203	115
山口県	1,796	123	63
徳島県	1,302	146	71
香川県	1,291	148	36
愛媛県	1,910	153	65
高知県	1,643	124	61
福岡県	6,999	482	182
佐賀県	1,401	94	15
長崎県	2,231	199	80
熊本県	3,036	176	57
大分県	1,973	225	64
宮崎県	1,299	52	26
鹿児島県	3,019	222	70
沖縄県	1,865	121	48
海外	119	6	2
合計	136,357	9,805	3,901

＊上級：協会指定管理者（上級）
＊休会・入会手続き中の者を含む
＊2023年3月31日現在

●管理者の組織化と人材育成の目的

1. **士会、ブロック、市町村へとミクロ化する組織対応範囲の充実**

　各都道府県における地域包括ケアシステムに対する取り組みは推進され、ブロックや市町村、郡市区医師会へと対応はミクロ化しています。組織として対応するには、各地域を基盤としている医療機関、介護保険関連施設、教育機関等に従事している管理者の協力体制が必要不可欠であり、ブロック・市町村・郡市区医師会レベルで対応できるよう、組織化を行う必要があります。

2. **（地域の）医療・介護・福祉の再編に対する対応能力の強化**

　医療・介護サービスの連携、医療機関の機能分化等に伴う病床再編の動向は、法人における理学療法士の勤務状況や雇用等を左右する事項であり、管理者が病床機能に応じた理学療法士の役割を的確に把握する必要性が増しています。管理者が所属法人の組織運営に適切に対応することが、理学療法士の立場を守ることとも大きく関係しています。管理者がこうした役割を果たせるようにするためには、管理者間で情報提供や交換を行うことが重要です。またこれらの動向について、卒前の養成教育とも共同することが効果的であると考えられるため、養成校の教員との情報交換も必要です。

3. **多様な職場に勤務する理学療法士の質の向上のための管理者能力の強化**

　急増する理学療法士における質の低下は、職種に対する信頼の低下にもつながります。それを防ぐためには、管理者が職場の理学療法士の質向上に向けて意識や行動をすることが重要です。したがって管理者の能力を向上させるために、協会、士会が一体となって管理者の育成を強化する必要があります。

4. **管理者の孤立を防ぎ、仕事の幅を拡げる**

　管理者は職位が上がっていくと、自分より上位の役職者や、自分と同じ職位の管理者の数が減っていきます。そのため管理者は、何かに困ったり、何か新しいことを始めたかったりしても、相談する相手がいないという状況に陥ることがあります。このことは、組織でよりよい成果を上げるうえでも、自分のやりたいことを実現するうえでもマイナスです。

　しかしながら組織の外に目を向ければ、同じような立場の管理者は少なからず存在します。しかも組織の外では、施設形態や利用者の特性に応じて、多種多様な実践が行われています。組織の外の管理者と情報交換することは、管理者の孤立を防ぐのみならず、多種多様な知見に触れる機会となることで管理者の仕事の幅を拡げます。そのことは組織にとっても管理者本人にとっても大きな利益となるでしょう。

第V章

資料・統計

10 地域ケア会議推進リーダー、介護予防推進リーダーおよびフレイル対策推進マネジャー取得状況

● 都道府県別リーダー取得者割合（資格別内訳）

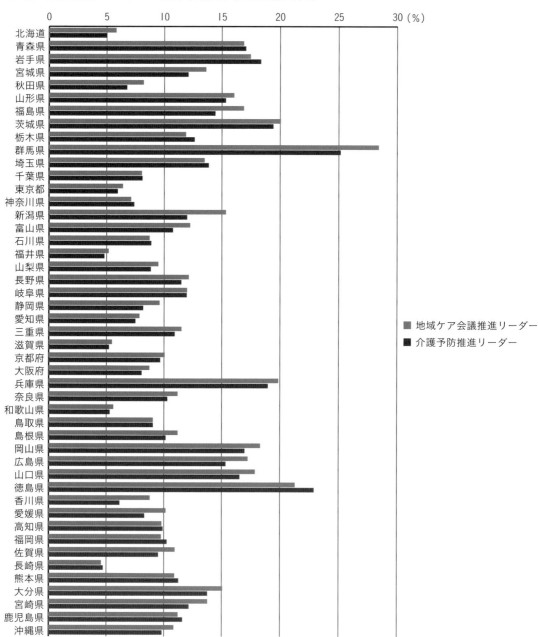

■ 地域ケア会議推進リーダー
■ 介護予防推進リーダー

＊2023年3月31日現在
「在会」「休会」「入会手続中」より

● 都道府県別リーダー取得者割合（取得者全体）

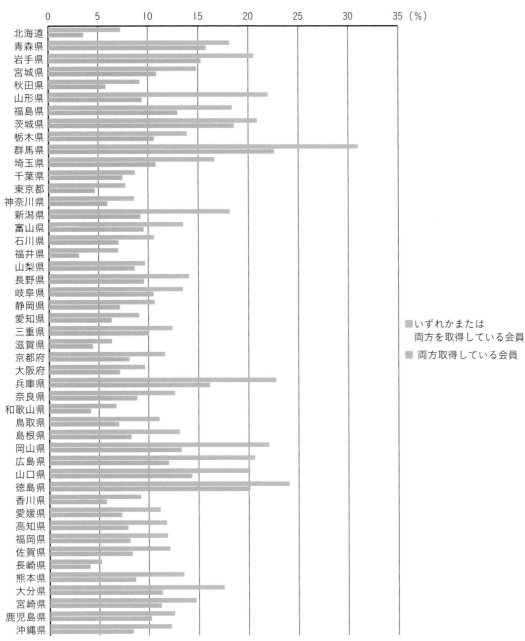

凡例：
■ いずれかまたは両方を取得している会員
■ 両方取得している会員

＊2023年3月31日現在
「在会」「休会」「入会手続中」より

● フレイル対策推進マネジャーとは

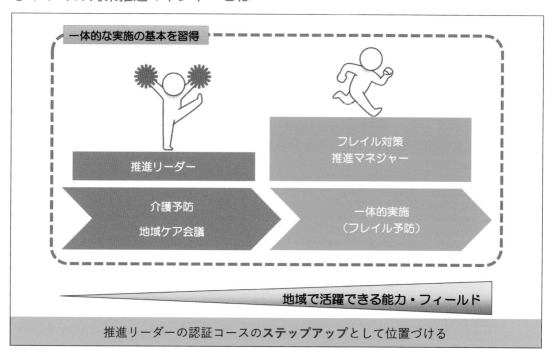

● フレイル対策推進マネジャー都道府県別取得者数

都道府県	2022年度		都道府県	2022年度	
北海道	138人	2.0%	滋賀県	70人	2.2%
青森県	69人	6.2%	京都府	53人	4.0%
岩手県	38人	4.8%	大阪府	72人	4.4%
宮城県	54人	4.4%	兵庫県	105人	6.7%
秋田県	62人	3.3%	奈良県	505人	5.1%
山形県	46人	4.1%	和歌山県	136人	2.1%
福島県	108人	6.0%	鳥取県	90人	3.9%
茨城県	191人	7.5%	島根県	186人	5.0%
栃木県	76人	4.8%	岡山県	53人	6.0%
群馬県	224人	9.4%	広島県	34人	4.0%
埼玉県	341人	5.5%	山口県	113人	6.3%
千葉県	210人	3.6%	徳島県	131人	10.1%
東京都	281人	2.8%	香川県	39人	2.4%
神奈川県	249人	3.6%	愛媛県	35人	2.7%
新潟県	88人	4.7%	高知県	77人	4.0%
富山県	51人	4.8%	福岡県	297人	4.2%
石川県	58人	4.3%	佐賀県	104人	4.7%
福井県	16人	1.5%	長崎県	64人	2.1%
山梨県	45人	4.2%	熊本県	104人	5.3%
長野県	136人	5.2%	大分県	77人	5.5%
岐阜県	217人	5.1%	宮崎県	71人	5.5%
静岡県	84人	4.2%	鹿児島県	157人	5.2%
愛知県	248人	3.6%	沖縄県	65人	3.5%
三重県	89人	5.2%	総計	5,757人	

＊2023年3月31日現在
「在会」「休会」「入会手続中」より

1 高齢者の割合と理学療法士会員の全国割合

（人）

都道府県	2019年度				2020年度			
	65歳以上人口[1]	65歳以上人口割合	協会会員数[2]	65歳以上人口/本会会員数	65歳以上人口[1]	65歳以上人口割合	協会会員数[2]	65歳以上人口/本会会員数
全国	35,885,000	28%	125,261	286.5	36,026,632	29%	129,772	277.6
北海道	1,673,000	32%	6,358	263.1	1,679,288	32%	6,601	254.4
青森県	415,000	33%	995	417.1	417,815	34%	1,033	404.5
岩手県	406,000	33%	1,082	375.2	407,015	34%	1,123	362.4
宮城県	652,000	28%	1,726	377.8	647,640	28%	1,795	360.8
秋田県	359,000	37%	690	520.3	359,687	37%	725	496.1
山形県	360,000	33%	1,024	351.6	361,178	34%	1,056	342.0
福島県	582,000	32%	1,630	357.1	580,272	32%	1,693	342.7
茨城県	843,000	29%	2,340	360.3	850,733	30%	2,438	348.9
栃木県	554,000	29%	1,365	405.9	562,216	29%	1,435	391.8
群馬県	580,000	30%	2,150	269.8	584,738	30%	2,251	259.8
埼玉県	1,961,000	27%	5,655	346.8	1,983,776	27%	5,891	336.7
千葉県	1,743,000	28%	5,190	335.8	1,733,870	28%	5,493	315.7
東京都	3,209,000	23%	9,187	349.3	3,194,751	23%	9,585	333.3
神奈川県	2,329,000	25%	6,267	371.6	2,360,820	26%	6,599	357.8
新潟県	720,000	32%	1,752	411.0	721,278	33%	1,813	397.8
富山県	337,000	32%	968	348.1	336,851	33%	1,003	335.8
石川県	337,000	30%	1,237	272.4	337,171	30%	1,278	263.8
福井県	235,000	31%	1,028	228.6	234,933	31%	1,027	228.8
山梨県	250,000	31%	987	253.3	249,808	31%	1,013	246.6
長野県	653,000	32%	2,409	271.1	654,562	32%	2,488	263.1
岐阜県	599,000	30%	1,874	319.6	602,366	30%	1,926	312.8
静岡県	1,089,000	30%	3,801	286.5	1,092,750	30%	3,984	274.3
愛知県	1,892,000	25%	6,510	290.6	1,907,392	25%	6,711	284.2
三重県	530,000	30%	1,526	347.3	529,549	30%	1,592	332.6
滋賀県	368,000	26%	1,168	315.1	371,668	26%	1,245	298.5
京都府	753,000	29%	2,897	259.9	756,404	29%	3,015	250.9
大阪府	2,434,000	28%	8,928	272.6	2,441,984	28%	9,276	263.3
兵庫県	1,591,000	29%	5,945	267.6	1,601,399	29%	6,222	257.4
奈良県	417,000	31%	1,479	281.9	420,123	32%	1,551	270.9
和歌山県	306,000	33%	1,436	213.1	307,774	33%	1,461	210.7
鳥取県	178,000	32%	829	214.7	178,577	32%	850	210.1
島根県	231,000	34%	812	284.5	229,554	34%	813	282.4
岡山県	573,000	30%	2,162	265.0	572,890	30%	2,257	253.8
広島県	823,000	29%	3,480	236.5	823,098	29%	3,623	227.2
山口県	466,000	34%	1,694	275.1	464,633	35%	1,745	266.3
徳島県	245,000	34%	1,210	202.5	245,983	34%	1,250	196.8
香川県	305,000	32%	1,205	253.1	302,018	32%	1,249	241.8
愛媛県	442,000	33%	1,773	249.3	443,190	33%	1,825	242.8
高知県	246,000	35%	1,609	152.9	245,359	35%	1,618	151.6
福岡県	1,425,000	28%	6,614	215.5	1,432,779	28%	6,752	212.2
佐賀県	246,000	30%	1,363	180.5	248,571	31%	1,378	180.4
長崎県	433,000	33%	2,181	198.5	433,018	33%	2,195	197.3
熊本県	543,000	31%	2,954	183.8	546,232	31%	2,973	183.7
大分県	373,000	33%	1,838	202.9	373,886	33%	1,894	197.4
宮崎県	346,000	32%	1,278	270.7	348,873	33%	1,286	271.3
鹿児島県	512,000	32%	2,916	175.6	516,756	33%	2,962	174.5
沖縄県	322,000	22%	1,739	185.2	331,404	23%	1,779	186.3

1) 総務省統計局による各年度10月1日時点の推計人口（年齢不詳の人口を各歳別にあん分した人口）。人口数値は千人単位未満の位で四捨五入しているため，合計の数値と内訳の計は必ずしも一致しない。
2) 会員数は国内会員のみ換算（海外会員は除く）
3) 総務省統計局　国勢調査　令和2年　都道府県・市区町村別の主な結果（2020年10月現在）参照

都道府県	2021年度				2022年度			
	65歳以上人口[3]	65歳以上人口割合	協会会員数[2]	65歳以上人口/本会会員数	65歳以上人口[1]	65歳以上人口割合	協会会員数[2]	65歳以上人口/本会会員数
全国	36,214,000	29%	133,023	272.2	36,236,000	29%	136,238	266.0
北海道	1,686,000	33%	6,845	246.3	1,686,000	33%	7,055	239.0
青森県	419,000	34%	1,070	391.6	419,000	35%	1,109	377.8
岩手県	409,000	34%	1,175	348.1	408,000	35%	1,226	332.8
宮城県	655,000	29%	1,821	359.7	659,000	29%	1,883	350.0
秋田県	360,000	38%	757	475.6	359,000	39%	785	457.3
山形県	362,000	34%	1,095	330.6	362,000	35%	1,129	320.6
福島県	585,000	32%	1,763	331.8	586,000	33%	1,802	325.2
茨城県	860,000	30%	2,488	345.7	864,000	30%	2,535	340.8
栃木県	569,000	30%	1,531	371.7	572,000	30%	1,584	361.1
群馬県	589,000	31%	2,348	250.9	589,000	31%	2,386	246.9
埼玉県	2,000,000	27%	6,078	329.1	2,007,000	27%	6,150	326.3
千葉県	1,748,000	28%	5,793	301.7	1,753,000	28%	5,837	300.3
東京都	3,202,000	23%	9,691	330.4	3,202,000	23%	10,095	317.2
神奈川県	2,376,000	26%	6,837	347.5	2,383,000	26%	6,964	342.2
新潟県	723,000	33%	1,834	394.2	722,000	34%	1,877	384.7
富山県	337,000	33%	1,043	323.1	335,000	33%	1,070	313.1
石川県	338,000	30%	1,308	258.4	338,000	30%	1,343	251.7
福井県	236,000	31%	1,052	224.3	235,000	31%	1,063	221.1
山梨県	252,000	31%	1,033	243.9	252,000	32%	1,065	236.6
長野県	657,000	32%	2,533	259.4	657,000	33%	2,605	252.2
岐阜県	605,000	31%	1,969	307.3	604,000	31%	2,022	298.7
静岡県	1,099,000	31%	4,130	266.1	1,101,000	31%	4,266	258.1
愛知県	1,918,000	26%	6,838	280.5	1,920,000	26%	6,977	275.2
三重県	531,000	30%	1,651	321.6	531,000	31%	1,704	311.6
滋賀県	376,000	27%	1,289	291.7	378,000	27%	1,314	287.7
京都府	758,000	30%	3,104	244.2	755,000	30%	3,178	237.6
大阪府	2,442,000	28%	9,551	255.7	2,432,000	28%	9,906	245.5
兵庫県	1,608,000	30%	6,349	253.3	1,608,000	30%	6,558	245.2
奈良県	423,000	32%	1,605	263.6	423,000	32%	1,629	259.7
和歌山県	308,000	34%	1,501	205.2	307,000	34%	1,566	196.0
鳥取県	180,000	33%	870	206.9	180,000	33%	890	202.2
島根県	229,000	35%	829	276.2	229,000	35%	841	272.3
岡山県	575,000	31%	2,298	250.2	574,000	31%	2,303	249.2
広島県	827,000	30%	3,662	225.8	826,000	30%	3,756	219.9
山口県	465,000	35%	1,769	262.9	462,000	35%	1,796	257.2
徳島県	247,000	35%	1,292	191.2	246,000	35%	1,302	188.9
香川県	303,000	32%	1,262	240.1	302,000	32%	1,291	233.9
愛媛県	444,000	34%	1,861	238.6	443,000	34%	1,910	231.9
高知県	245,000	36%	1,622	151.0	244,000	36%	1,643	148.5
福岡県	1,445,000	28%	6,849	211.0	1,449,000	28%	6,999	207.0
佐賀県	251,000	31%	1,425	176.1	251,000	31%	1,401	179.2
長崎県	435,000	34%	2,194	198.3	435,000	34%	2,231	195.0
熊本県	551,000	32%	3,000	183.7	552,000	32%	3,036	181.8
大分県	376,000	34%	1,938	194.0	376,000	34%	1,973	190.6
宮崎県	351,000	33%	1,276	275.1	352,000	33%	1,299	271.0
鹿児島県	521,000	33%	2,990	174.2	523,000	34%	3,019	173.2
沖縄県	339,000	23%	1,804	187.9	344,000	24%	1,865	184.5

2 2022年度都道府県別高齢者割合と会員割合

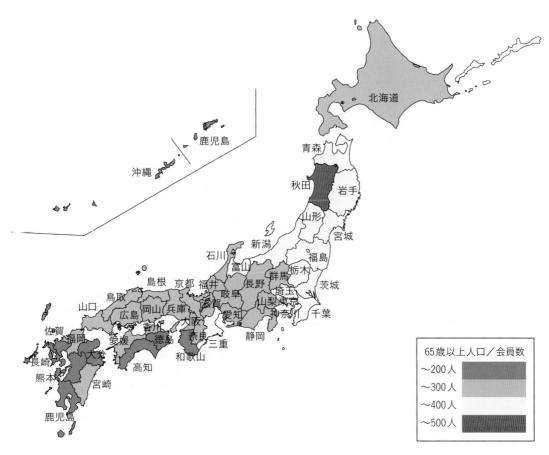

北海道

青森
秋田　岩手
山形
宮城
新潟
石川　福島
富山　栃木
群馬
島根　京都　福井　長野　茨城
鳥取　　岐阜　埼玉
山口　　　　山梨　東京
広島　岡山　兵庫　愛知　神奈川　千葉
佐賀　　香川　大阪
福岡　愛媛　徳島　奈良　三重
長崎　大分　　　和歌山　静岡
熊本　　　高知
宮崎
鹿児島

鹿児島
沖縄

65歳以上人口／会員数

～200人	
～300人	
～400人	
～500人	

＊総務省統計局による各年度10月1日時点の推計人口(年齢不詳の人口を各歳別にあん分した人口)

13 臨床実習指導者講習会事業

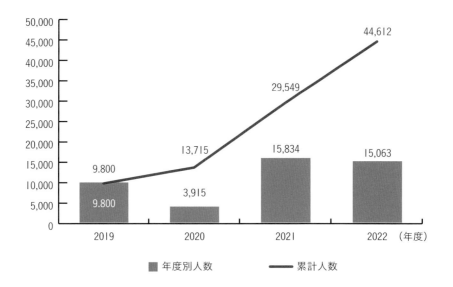

年度別人数 ▬ 累計人数 ▬

4 理学療法士の勤務実態及び 働き方意向等に関する調査結果

1. 回答者等概要

1) 本調査対象は30,000人であり、回答者は3,910人、回答率は13.0%であった。

2. 家庭・給与

1) 従たる勤務先の現在の年収（給与）については、「従たる勤務先はない」が19.5%で、2年連続の減少となった。最も多い価格帯は「500万円以上」の16.5%であった（図1）。

3. 労働環境

1) 従たる勤務先での1週間当たりの労働時間は、「36〜40時間」が最も多く46.8%で、2年連続で増加した（図2）。

2) 主たる勤務先で取得したことのある法定休暇・その他制度は、「年次有給休暇」の80.8%が最も多いが、続く「育児休業」の16.8%、「産前産後休業」の13.7%も、2年連続で増加傾向にある（図3）。

4. キャリア形成

1) 理学療法士としての転職回数は、「1回」が2021年度の26.1%から2022年度は10.4%と大きく減少したのに対し、「2回」は2021年度の11.2%から2022年度は25.0%に大きく増加した（図4）。

2) 勤務日数等に関し希望する働き方を実現するために必要と思われる取組は、2020年度から3年連続で「給与の増加」が最も多い回答となり、また回答した者の割合も2年連続で増加した（図5）。

3) 育児（子育て）を中心的に行った者は、「配偶者又はパートナー」が60.2%で最も多いが、「自分」の30.8%も、2020年度の23.6%、2021年度の26.0%に続き、増加傾向にある（図6）。

4) 将来に対する不安があると回答した者は2021年度の91.2%に続き2022年度も91.9%と高く、その具体的な不安は、2021年度に続き、「今後の収入や資産の見通し」の81.2%が最も高くなっている（図7）。

5) 各種休業や休暇、所定外労働や勤務時間に係る制度の利用状況について、「産前・産後休業」「育児休業」「短時間勤務」「子の看護休暇」「介護休業」は、「希望すれば利用できる」と回答した者が最も多く、「子の看護休暇」以外は2年連続で増加した。一方、「所定外労働の免除」は「利用の仕組みがわからない」と回答した者が最も多かったが、「希望すれば利用できる」と回答した者は2年連続で増加した（図8〜13）。

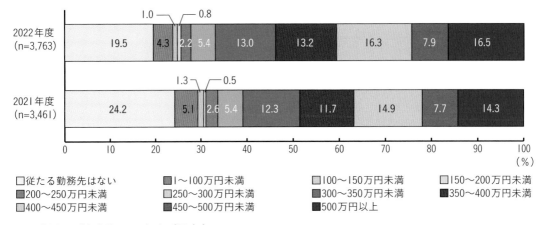

図1　従たる勤務先での年収（給与）

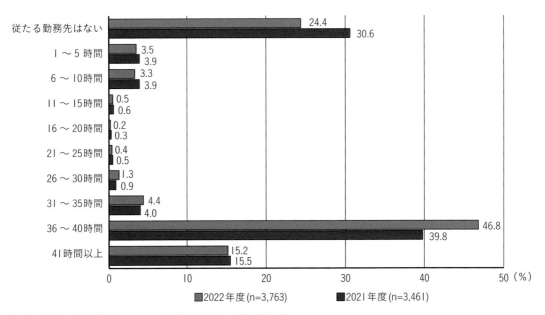

図2　従たる勤務先での1週間当たりの労働時間

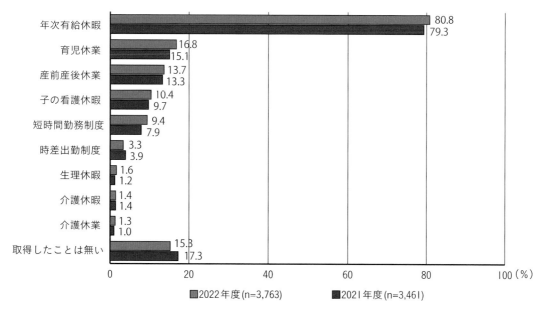

図3 主たる勤務先で取得したことのある法定休暇・その他制度

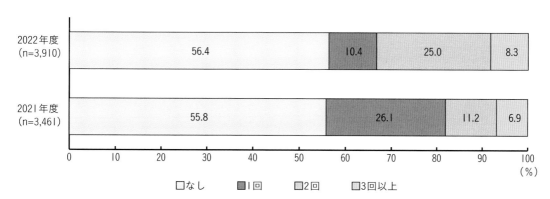

図4 理学療法士としての転職回数

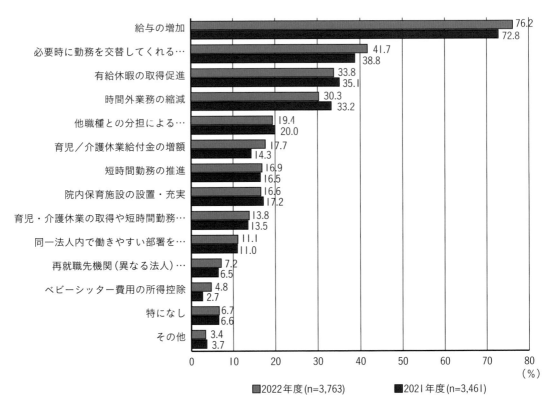

図5　希望する働き方を実現するために必要と思われる取組

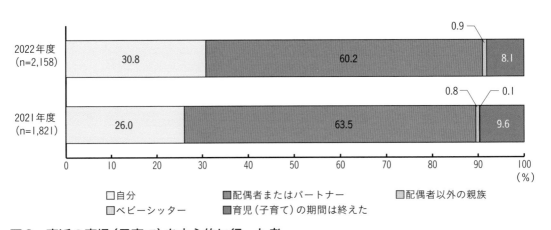

図6　直近の育児（子育て）を中心的に行った者

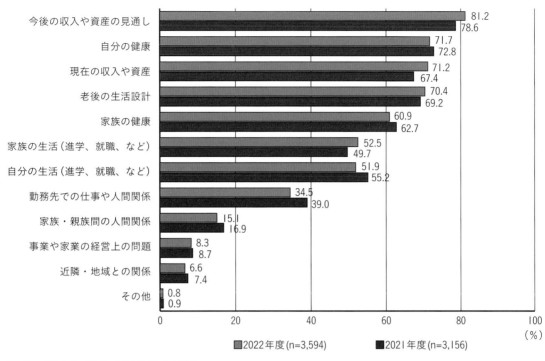

図7 将来に対する具体的な不安

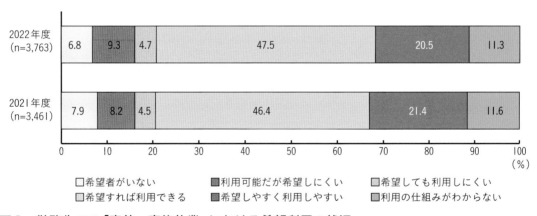

図8 勤務先での「産前・産後休業」における希望利用の状況

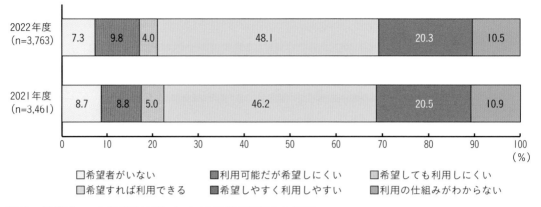

図9 勤務先での「育児休業」における希望利用の状況

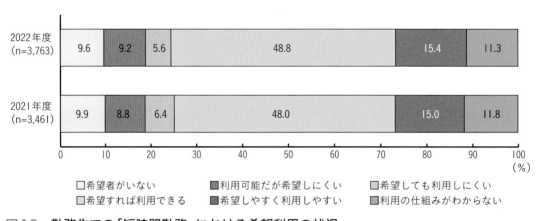

図10 勤務先での「短時間勤務」における希望利用の状況

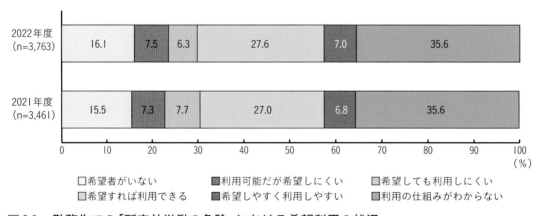

図11 勤務先での「所定外労働の免除」における希望利用の状況

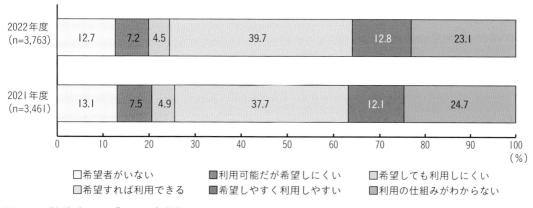

図12 勤務先での「子の看護休暇」における希望利用の状況

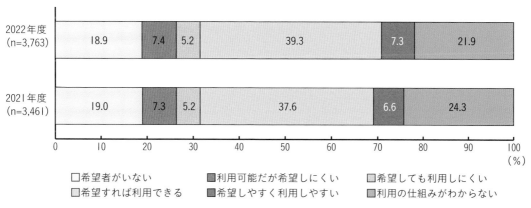

図13 勤務先での「介護休業」における希望利用の状況

第Ⅴ章

資料・統計

● 2022年度日本理学療法学会連合会員団体　学術大会・学術事業一覧
（2022年4月1日〜2023年3月31日）

会期	事業名 （学術大会名・ 学術事業名）	主催学会・研究会	会場	テーマ	参加者数 （人）
4月24日	学術振興事業「アサーション入門　自分も相手も大切にする自己表現法」	日本予防理学療法学会	Web開催	「アサーション入門　自分も相手も大切にする自己表現法」	18
5月21日〜22日	日本予防理学療法学会第7回サテライト集会in霧島	日本予防理学療法学会	国分シビックセンター（鹿児島県霧島市）＋当日Web配信	NCDsと予防理学療法〜人生100年時代の到来を見据えて〜	362
5月29日 6月26日 7月31日	学術振興事業「不安をしずめる心理学」	日本予防理学療法学会	Web開催	「不安をしずめる心理学」	25 26 13
6月25日	第3回日本物理療法研究会SIGカンファレンス	日本物理療法研究会	Web開催	運動器疾患後筋力低下における物理療法の新展開 TKA後の痛みと機能低下に対する理学療法	284
7月9日	骨盤底理学療法・産前産後理学療法研修会レベルI	日本ウィメンズヘルス・メンズヘルス理学療法研究会	Web開催	―	106
7月10日	骨盤底理学療法・産前産後理学療法研修会レベルII	日本ウィメンズヘルス・メンズヘルス理学療法研究会	Web開催	―	99
7月23日〜24日	第6回若手研究者ネットワークシンポジウム	日本基礎理学療法学会	信州大学医学部保健学科＋当日Web配信	―	100
7月24日	第3回サテライトカンファレンス-循環器集中治療患者に対する最新理学療法-	日本循環器理学療法学会	Web開催	循環器集中治療患者に対する最新理学療法	233
7月31日	シングルケーススタディについて学ぶフォーラム	日本精神・心理領域理学療法研究会	Web開催	―	33
8月27日	第4回日本物理療法研究会SIGカンファレンス	日本物理療法研究会	Web開催	糖尿病骨格筋異常と腎不全における理学療法の新展開	136
8月28日	第25回日本神経理学療法学会サテライトカンファレンス大分	日本神経理学療法学会	JCOMホルトホール大分＋当日Web配信	脳卒中後片麻痺者の歩行の質を評価する	対面：26 Web：648
8月28日 9月25日 10月30日	学術振興事業「課題発見」の究極ツール 哲学シンキング」	日本予防理学療法学会	Web開催	「課題発見」の究極ツール 哲学シンキング」	16 15 12
9月3日	2022年度 小児理学療法の研究支援セミナー	日本小児理学療法学会	Web開催	2022年度 小児理学療法の研究支援セミナー	61

会期	事業名 (学術大会名・ 学術事業名)	主催学会・研究会	会場	テーマ	参加者数 (人)
9月3日〜4日	第6回日本循環器理学療法学会学術大会	日本循環器理学療法学会	東京保健医療専門職大学 ＋Web配信	心血管疾患の重症化予防に資する心血管理学療法ー健康寿命の延伸を図るための方策の構築	1,002
9月3日〜4日	第8回日本糖尿病理学療法学会学術大会	日本糖尿病理学療法学会	Web＋オンデマンド	臨床と研究の再考と構築 ー今、理学療法に求められていることー	359
9月10日	第9回効果をあげる理学療法技術としての装具療法を考えるフォーラム	日本支援工学理学療法学会	Web開催	—	164
9月18日	第1回先端技術を活かした効果的な理学療法を考えるフォーラム	日本支援工学理学療法学会	Web開催＋後日オンデマンド配信(一部)	—	129
9月23日	第8回日本呼吸理学療法学会学術大会	日本呼吸理学療法学会	Web開催	呼吸を詠む	1,152
9月24日〜25日	第10回日本運動器理学療法学会学術大会	日本運動器理学療法学会	Web開催	ディスラプション(断絶)の時代に立ち向かう	2,300
10月1日〜2日	第27回日本基礎理学療法学会学術大会	日本基礎理学療法学会	大阪国際会議場＋Web開催	基礎研究の臨床への還元	847
10月9日	研究支援セミナー「基礎編ー研究倫理ー」	日本呼吸理学療法学会	Web開催	研究倫理	54
10月15日〜16日	第20回日本神経理学療法学会学術大会	日本神経理学療法学会	大阪国際会議場＋オンデマンド	我々は何者か、どこに向かうのか〜決別と融和、そして創発へ〜	3,416
10月22日〜23日	第10回日本筋骨格系徒手理学療法研究会学術大会	日本筋骨格系徒手理学療法研究会	東京工科大学＋Web	徒手理学療法のエビデンスと技術 Cutting Edge	323
10月23日	第4回サテライトカンファレンス	日本循環器理学療法学会	Web開催	回復期リハビリテーション病院の循環器理学療法最前線	148
10月29日	第1回福祉用具・住宅改修フォーラム	日本支援工学理学療法学会	Web開催	—	125
10月29日〜30日	第5回日本がん・リンパ浮腫理学療法研究会学術大会	日本がん・リンパ浮腫理学療法研究会	北九州国際会議場＋Web	より良い生を支えるがん理学療法	444
11月5日〜6日	第11回日本理学療法教育学会学術大会	日本理学療法教育学会	Web開催	理学療法教育の活性化〜ハード・ソフト・ハートの実践〜	473
11月6日	令和4年度第1回サテライトカンファレンスーエビデンスに基づく糖尿病足病変の理学療法ー	日本糖尿病理学療法学会	Web開催	—	88
11月12日〜13日	第9回日本小児理学療法学会学術大会	日本小児理学療法学会	Web＋オンデマンド	今、小児理学療法に求められるもの〜我々は何をすべきか〜	914
11月12日〜13日	第9回日本小児理学療法学術集会におけるコーナー	日本小児理学療法学会	Web開催	研究相談	6
11月13日	第1回研究サポート事業(初級編：症例研究)	日本運動器理学療法学会	埼玉県立大学	症例研究から始めよう	6
11月19日〜20日	第9回日本予防理学療法学会学術大会*1	日本予防理学療法学会	赤羽会館＋Web＋オンデマンド	共生のための予防理学療法の模索	1,156

第Ⅴ章

資料・統計

会期	事業名 （学術大会名・ 学術事業名）	主催学会・研究会	会場	テーマ	参加者数 （人）
11月19日〜 20日	第7回日本栄養・嚥下理学療法研究会学術大会*1	日本栄養・嚥下理学療法研究会	赤羽会館 ＋Web＋オンデマンド	共生のための予防理学療法の模索	1,156
11月19日〜 20日	第5回日本産業理学療法研究会学術大会*1	日本産業理学療法研究会	赤羽会館 ＋Web＋オンデマンド	共生のための予防理学療法の模索	1,156
11月20日	第26回日本神経理学療法学会サテライトカンファレンス東京	日本神経理学療法学会	順天堂大学＋当日Web配信	パーキンソン病の姿勢・歩行障害ー病期に基づいた病態把握と理学療法の未来展望ー	対面：25 Web：196
11月25日〜 26日	第8回日本ウィメンズヘルス・メンズヘルス理学療法研究会学術大会	日本ウィメンズヘルス・メンズヘルス理学療法研究会	ステーションコンファレンス川崎＋Web	臨床からエビデンス構築へ	395
11月26日	第4回緩和理学療法カンファレンス	日本がん・リンパ浮腫理学療法研究会	Web開催	緩和ケアにおけるEBMとNBMの融合	117
11月27日	第3回日本ウィメンズヘルス・メンズヘルス理学療法研究会研究サポートレクチャー	日本ウィメンズヘルス・メンズヘルス理学療法研究会	ステーションコンファレンス川崎＋Web	骨盤底理学療法〜エビデンスと臨床をつなぐ〜	対面:38 Web:128
11月27日	学術振興事業　特別企画「働かないおじさん(おばさん)問題−−中高年のキャリア形成」	日本予防理学療法学会	Web開催	「働かないおじさん(おばさん)問題−−中高年のキャリア形成」	19
12月3日〜4日	第11回日本支援工学理学療法学会学術大会	日本支援工学理学療法学会	Web＋オンデマンド	社会課題解決のための支援工学的視点と技術の発展	352
12月3日〜4日	第9回日本地域理学療法学会学術大会	日本地域理学療法学会	Web＋オンデマンド	社会課題解決のための地域理学療法実践と技術の発展	857
12月4日	第5回日本循環器理学療法学会サテライトカンファレンス	日本循環器理学療法学会	Web開催	心不全患者における標準治療・検査の理解と理学療法の展開	196
12月4日	第1回基礎理学療法学ワークショップ	日本基礎理学療法学会	Web開催	超音波画像による筋の評価	142
12月10日〜11日	第9回日本スポーツ理学療法学会学術大会	日本スポーツ理学療法学会	TOC有明Convention Hall	コンピテンシーの科学的探究 -Injury prevention, Acute intervention,Rehabilitation & Performance enhancement-	795
12月11日	令和4年度第2回サテライトカンファレンス-腎不全患者に対する運動療法 Up To Date-	日本糖尿病理学療法学会	Web開催	ー	167
12月18日	第5回日本理学療法管理研究会学術大会	日本理学療法管理研究会	Web開催	理学療法管理学と科学的介護 〜急性期医療から生活期までの一貫した科学的支援に向けて〜	492
12月25日 1月22日 3月26日	学術振興事業　リーダーの仮面「いちプレーヤー」から「マネジャー」に頭を切り替える思考法	日本予防理学療法学会	Web開催	リーダーの仮面「いちプレーヤー」から「マネジャー」に頭を切り替える思考法	19 22 22
1月14日	第5回日本物理療法研究会SIGカンファレンス	日本物理療法研究会	Web開催	痙縮運動障害における物理療法の新展開	192

会期	事業名 （学術大会名・ 学術事業名）	主催学会・研究会	会場	テーマ	参加者数 （人）
1月15日	第12回がん理学療法カンファレンス	日本がん・リンパ浮腫理学療法研究会	Web開催	がんリハビリテーションの治療戦略	74
1月19日 1月26日	第6回サテライトカンファレンス	日本循環器理学療法学会	Web開催	心不全ステージB/C/Dそれぞれにおける循環器理学療法の展開とエビデンス	200
1月22日	第6回臨床研究支援セミナー（臨床研究計画を立案する！）	日本運動器理学療法学会	Web開催	臨床研究計画を立案する！	6
1月28日	症例・事例フォーラム2022	日本地域理学療法学会	Web開催	n=1が教えてくれること、n=1だから気づくこと	166
1月29日	症例検討セミナー	日本栄養・嚥下理学療法研究会	Web開催	栄養と嚥下分野における研究方法について	14
1月29日	第4回リンパ浮腫理学療法カンファレンス	日本がん・リンパ浮腫理学療法研究会	Web開催	リンパ浮腫の臨床に関わる Year in Review	33
1月29日	2022年度　第1回研究支援セミナー　研究入門者のための臨床研究法	日本筋骨格系徒手理学療法研究会	Web開催	―	19
2月5日	第1回日本産業理学療法研究会サテライト集会	日本産業理学療法研究会	Web開催	産業理学療法の認知, 普及の促進とエビデンスの構築に向けて	55
2月11日	第27回日本神経理学療法学会サテライトカンファレンス奈良	日本神経理学療法学会	畿央大学冬木記念ホール＋当日Web配信	中枢性疼痛の病態理解と理学療法	対面：97 Web：317
2月12日	予防理学療法セミナー	日本予防理学療法学会	Web開催	論文執筆にあたり気を付けたいこと～これから論文を書く人へ	92
2月12日	第1回若手臨床研究支援交流会	日本呼吸理学療法学会	Web開催	若手会員の交流	59
2月12日	第2回基礎理学療法学ワークショップ	日本基礎理学療法学会	Web開催	学会版・徒手筋力テスト法	113
2月18日	2022年度日本小児理学療法学会カンファレンス	日本小児理学療法学会	Web開催	小児理学療法で行われるべき症例検討	202
2月18日～19日	産前産後理学療法レベルⅢA	日本ウィメンズヘルス・メンズヘルス理学療法研究会	埼玉県立大学	―	29
2月18日～19日	日本物理療法合同学術大会2023[*2]	日本物理療法研究会	順天堂大学御茶ノ水センタービル＋Web＋オンデマンド	物理療法の評価と治療―測る・理解する・変える―	876
2月19日	第1回臨床研究支援セミナー	日本スポーツ理学療法学会	Web開催	臨床現場におけるスポーツ理学療法研究のすすめ	44
2月26日	神経系モビライゼーション	日本筋骨格系徒手理学療法研究会	Web開催	―	61
2月28日	2022年度学術事業	日本理学療法教育学会	Web開催	理学療法士のキャリア形成　養成校教育からリタイアまで	275
3月4日	第6回日本物理療法研究会SIGカンファレンス	日本物理療法研究会	Web開催＋後日オンデマンド配信	心不全における骨格筋異常への新たな対策	297

第Ⅴ章　資料・統計

会期	事業名 (学術大会名・ 学術事業名)	主催学会・研究会	会場	テーマ	参加者数 (人)
3月4日〜5日	骨盤底理学療法レベルⅢA	日本ウィメンズヘルス・メンズヘルス理学療法研究会	東京工科大学	―	28
3月4日〜5日	第5回日本神経理学慮法学会SIG参加型フォーラム	日本神経理学療法学会	東京都立大学	神経理学療法の羅針盤	455
3月4日〜5日	第8回日本栄養・嚥下理学療法研究会学術大会	日本栄養・嚥下理学療法研究会	川崎医療福祉大学＋Web	栄養・嚥下分野でこれから目指すチームビルディング	390
3月7日	日本予防理学慮法学会ワーキンググループ	日本予防理学療法学会	Web開催	予防理学療法学の研究手法〜疫学研究〜	31
3月11日	第10回効果をあげる理学療法技術としての装具療法を考えるフォーラム	日本支援工学理学療法学会	順天堂大学＋当日Web配信	―	対面：35 web：138
3月11日	2022年度地域理学療法ガイドライン活用セミナー(将来構想サテライトワーキング企画)	日本地域理学療法学会	Web開催	地域理学療法学のエビデンスを考える	179
3月12日	第8回日本精神・心理領域理学療法研究会学術大会	日本精神・心理領域理学療法研究会	Web開催	明日から使える精神・心理的理学療法アプローチ	410

＊1　予防、栄養・嚥下、産業との合同開催
＊2　日本物理療法学会との合同開催

6 演題登録関連

● 2022年度日本理学療法学術大会　演題数

大会名	主催学会・研究会	会期	演題応募数 （題）	演題採択数 （題）	演題採択率 （%）
第6回日本循環器理学療法学会学術大会	一般社団法人日本循環器理学療法学会	9月3日〜4日	68	68	100
第8回日本糖尿病理学療法学会学術大会	一般社団法人日本糖尿病理学療法学会	9月3日〜4日	49	49	100
第8回日本呼吸理学療法学会学術大会	一般社団法人日本呼吸理学療法学会	9月23日	80	80	100
第10回日本運動器理学療法学会学術大会	一般社団法人日本運動器理学療法学会	9月24日〜25日	299	294	98
第27回日本基礎理学療法学会学術大会	一般社団法人日本基礎理学療法学会	10月1日〜2日	252	250	99
第20回日本神経理学療法学会学術大会	一般社団法人日本神経理学療法学会	10月15日〜16日	510	508	100
第10回日本筋骨格系徒手理学療法研究会学術大会	日本筋骨格系徒手理学療法研究会	10月22日〜23日	55	53	96
第5回日本がん・リンパ浮腫理学療法研究会学術大会	日本がん・リンパ浮腫理学療法研究会	10月29日〜30日	50	50	100
第11回日本理学療法教育学会学術大会	一般社団法人日本教育理学療法学会	11月5日〜6日	45	40	89
第9回日本小児理学療法学会学術大会	一般社団法人日本小児理学療法学会	11月12日〜13日	99	97	98
第9回日本予防理学療法学会学術大会	一般社団法人日本予防理学療法学会	11月19日〜20日	139	138	99
第7回日本栄養・嚥下理学療法研究会学術大会	日本栄養・嚥下理学療法研究会	11月19日〜20日	139	138	99
第5回日本産業理学療法研究会学術大会	日本産業理学療法研究会	11月19日〜20日	139	138	99
第8回日本ウィメンズヘルス・メンズヘルス理学療法研究会学術大会	日本ウィメンズヘルス・メンズヘルス理学療法研究会	11月25日〜26日	45	45	100
第11回日本支援工学理学療法学会学術大会	一般社団法人日本支援工学理学療法学会	12月3日〜4日	61	60	98
第9回日本地域理学療法学会学術大会	一般社団法人日本地域理学療法学会	12月3日〜4日	133	133	100
第9回日本スポーツ理学療法学会学術大会	一般社団法人日本スポーツ理学療法学会	12月10日〜11日	157	155	99
第5回日本理学療法管理研究会学術大会	日本理学療法管理研究会	12月18日	34	33	97
日本物理療法合同学術大会2023	日本物理療法研究会	2月18日〜19日	57	61*	107

大会名	主催学会・研究会	会期	演題応募数 (題)	演題採択数 (題)	演題採択率 (%)
第8回日本栄養・嚥下理学療法研究会学術大会	日本栄養・嚥下理学療法研究会	3月4日〜5日	22	22	100
第8回日本精神・心理領域理学療法研究会学術大会	日本精神・心理理学療法研究会	3月12日	44	44	100

＊日本物理療法学会との合同開催、演題数に助成演題4題を含む

世界理学療法連盟（WCPT）国際情報
——アジア西太平洋地域における　日本の理学療法の状況

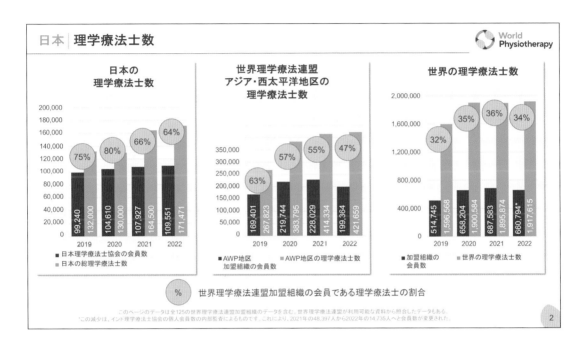

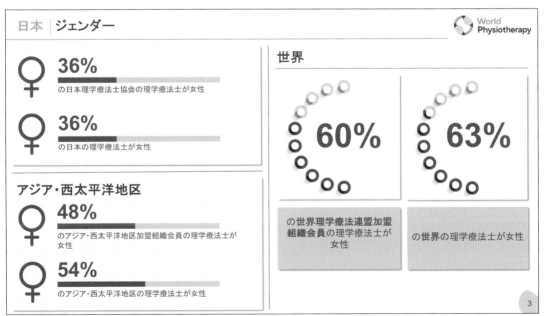

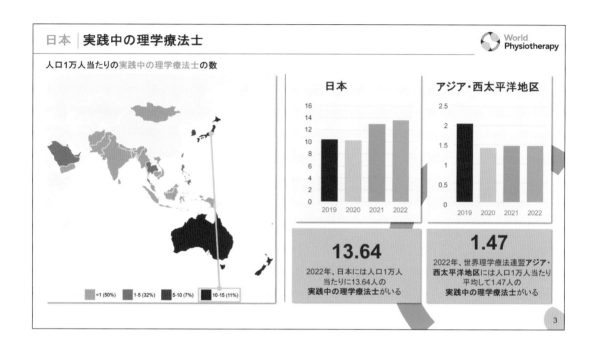

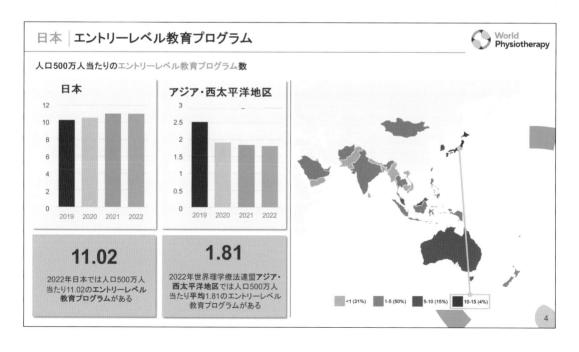

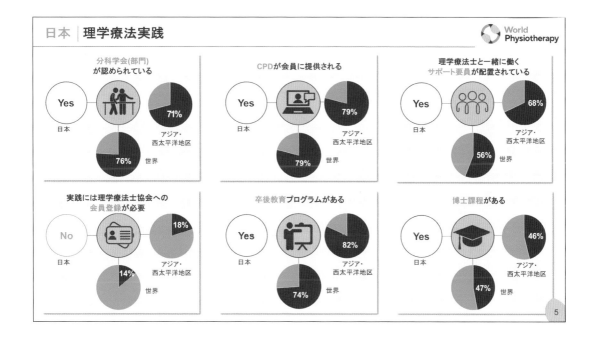

第V章

資料・統計

連絡先

世界中の理学療法
について
調べてみよう:
Global profiles

ソーシャルメディアで
世界理学療法連盟を
フォロー:
@WorldPhysio1951

世界理学療法連盟
ウェブサイト:
www.world.physio

免責事項

- 本報告書のデータは、世界理学療法連盟の加盟組織に送付された年次調査の回答に基づいている。

- 2022年年次調査は125の加盟組織に送付され、92.8%に当たる116の加盟組織から回答を得た。これは、例年通りの回答率であり、世界理学療法連盟と加盟組織の強い結びつきを示している。2022年6月30日に調査された。

- 世界理学療法連盟が利用可能な資料から照合したデータもある。

- ご質問やご懸念がある場合、または自国のデータを変更したい場合は、下記にご連絡ください。
  membershipcensus@world.physio.

7

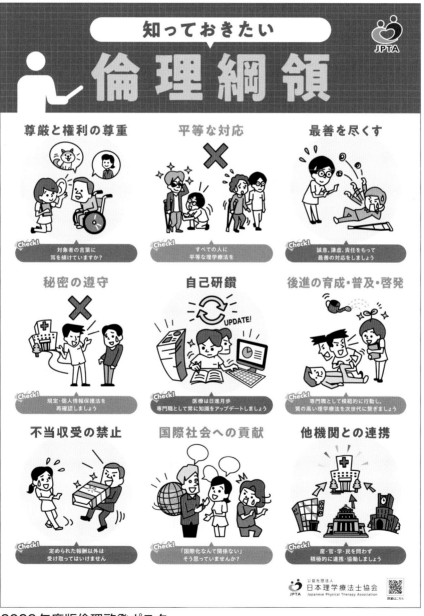

2022年度版倫理啓発ポスター

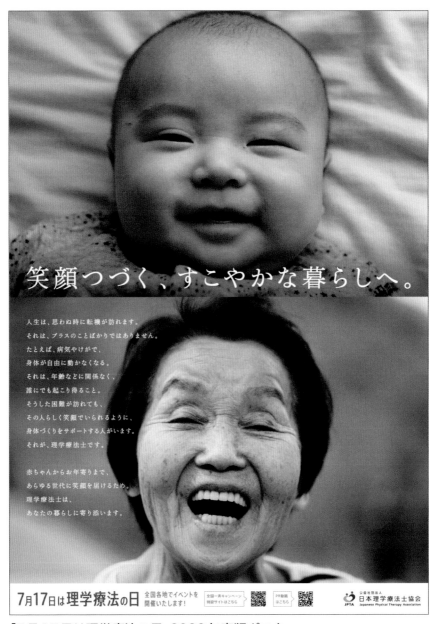

「7月17日は理学療法の日」2022年度版ポスター

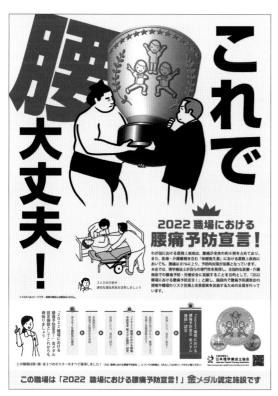

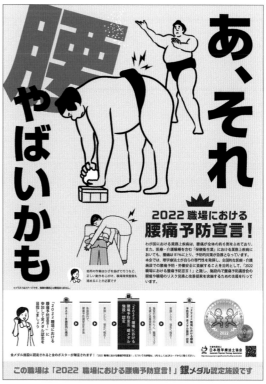

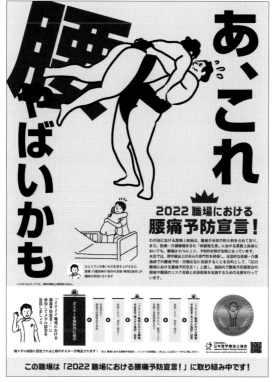

腰痛予防の啓発ポスター

19

理学療法士及び作業療法士法

● 理学療法士及び作業療法士法
（昭和四十年六月二十九日法律第百三十七号）
最終改正：平成二十六年六月四日法律第五十一号

第一章　総則（第一条・第二条）
第二章　免許（第三条―第八条）
第三章　試験（第九条―第十四条）
第四章　業務等（第十五条―第十七条の二）
第五章　理学療法士作業療法士試験委員（第十八条・第十九条）
第六章　罰則（第二十条―第二十二条）
附則

第一章　総則

（この法律の目的）
第一条　この法律は、理学療法士及び作業療法士の資格を定めるとともに、その業務が、適正に運用されるように規律し、もつて医療の普及及び向上に寄与することを目的とする。
（定義）
第二条　この法律で「理学療法」とは、身体に障害のある者に対し、主としてその基本的動作能力の回復を図るため、治療体操その他の運動を行なわせ、及び電気刺激、マツサージ、温熱その他の物理的手段を加えることをいう。
2　この法律で「作業療法」とは、身体又は精神に障害のある者に対し、主としてその応用的動作能力又は社会的適応能力の回復を図るため、手芸、工作その他の作業を行なわせることをいう。
3　この法律で「理学療法士」とは、厚生労働大臣の免許を受けて、理学療法士の名称を用いて、医師の指示の下に、理学療法を行なうことを業とする者をいう。
4　この法律で「作業療法士」とは、厚生労働大臣の免許を受けて、作業療法士の名称を用いて、医師の指示の下に、作業療法を行なうことを業とする者をいう。

第二章　免許

（免許）

第三条　理学療法士又は作業療法士になろうとする者は、理学療法士国家試験又は作業療法士国家試験に合格し、厚生労働人臣の免許（以下「免許」という。）を受けなければならない。

（欠格事由）

第四条　次の各号のいずれかに該当する者には、免許を与えないことがある。

　一　罰金以上の刑に処せられた者

　二　前号に該当する者を除くほか、理学療法士又は作業療法士の業務に関し犯罪又は不正の行為があつた者

　三　心身の障害により理学療法士又は作業療法士の業務を適正に行うことができない者として厚生労働省令で定めるもの

　四　麻薬、大麻又はあへんの中毒者

（理学療法士名簿及び作業療法士名簿）

第五条　厚生労働省に理学療法士名簿及び作業療法士名簿を備え、免許に関する事項を登録する。

（登録及び免許証の交付）

第六条　免許は、理学療法士国家試験又は作業療法士国家試験に合格した者の申請により、理学療法士名簿又は作業療法士名簿に登録することによつて行う。

　2　厚生労働大臣は、免許を与えたときは、理学療法士免許証又は作業療法士免許証を交付する。

（意見の聴取）

第六条の二　厚生労働大臣は、免許を申請した者について、第四条第三号に掲げる者に該当すると認め、同条の規定により免許を与えないこととするときは、あらかじめ、当該申請者にその旨を通知し、その求めがあつたときは、厚生労働大臣の指定する職員にその意見を聴取させなければならない。

（免許の取消し等）

第七条　理学療法士又は作業療法士が、第四条各号のいずれかに該当するに至つたときは、厚生労働大臣は、その免許を取り消し、又は期間を定めて理学療法士又は作業療法士の名称の使用の停止を命ずることができる。

　2　都道府県知事は、理学療法士又は作業療法士について前項の処分が行なわれる必要があると認めるときは、その旨を厚生労働大臣に具申しなければならない。

　3　第一項の規定により免許を取り消された者であつても、その者がその取消しの理由となつた事項に該当しなくなつたとき、その他その後の事情により再び免許を与えるのが適当であると認められるに至つたときは、再免許を与えることができる。この場合においては、第六条の規定を準用する。

　4　厚生労働大臣は、第一項又は前項に規定する処分をしようとするときは、あらかじめ、医道審議会の意見を聴かなければならない。

（政令への委任）

第八条　この章に規定するもののほか、免許の申請、理学療法士名簿及び作業療法士名簿の登録、

訂正及び消除並びに免許証の交付、書換え交付、再交付、返納及び提出に関し必要な事項は、政令で定める。

第三章　試験

（試験の目的）

第九条　理学療法士国家試験又は作業療法士国家試験は、理学療法士又は作業療法士として必要な知識及び技能について行なう。

（試験の実施）

第十条　理学療法士国家試験及び作業療法士国家試験は、毎年少なくとも一回、厚生労働大臣が行なう。

（理学療法士国家試験の受験資格）

第十一条　理学療法士国家試験は、次の各号のいずれかに該当する者でなければ、受けることができない。

一　学校教育法（昭和二十二年法律第二十六号）第九十条第一項の規定により大学に入学することができる者（この号の規定により文部科学大臣の指定した学校が大学である場合において、当該大学が同条第二項の規定により当該大学に入学させた者を含む。）で、文部科学省令・厚生労働省令で定める基準に適合するものとして、文部科学大臣が指定した学校又は都道府県知事が指定した理学療法士養成施設において、三年以上理学療法士として必要な知識及び技能を修得したもの

二　作業療法士その他政令で定める者で、文部科学省令・厚生労働省令で定める基準に適合するものとして、文部科学大臣が指定した学校又は都道府県知事が指定した理学療法士養成施設において、二年以上理学療法に関する知識及び技能を修得したもの

三　外国の理学療法に関する学校若しくは養成施設を卒業し、又は外国で理学療法士の免許に相当する免許を受けた者で、厚生労働大臣が前二号に掲げる者と同等以上の知識及び技能を有すると認定したもの

（作業療法士国家試験の受験資格）

第十二条　作業療法士国家試験は、次の各号のいずれかに該当する者でなければ、受けることができない。

一　学校教育法第九十条第一項の規定により大学に入学することができる者（この号の規定により文部科学大臣の指定した学校が大学である場合において、当該大学が同条第二項の規定により当該大学に入学させた者を含む。）で、文部科学省令・厚生労働省令で定める基準に適合するものとして、文部科学大臣が指定した学校又は都道府県知事が指定した作業療法士養成施設において、三年以上作業療法士として必要な知識及び技能を修得したもの

二　理学療法士その他政令で定める者で、文部科学省令・厚生労働省令で定める基準に適合するものとして、文部科学大臣が指定した学校又は都道府県知事が指定した作業療法士養成施設において、二年以上作業療法に関する知識及び技能を修得したもの

三　外国の作業療法に関する学校若しくは養成施設を卒業し、又は外国で作業療法士の免許に

相当する免許を受けた者で、厚生労働大臣が前二号に掲げる者と同等以上の知識及び技能を有すると認定したもの

（医道審議会への諮問）

第十二条の二　厚生労働大臣は、理学療法士国家試験又は作業療法士国家試験の科目又は実施若しくは合格者の決定の方法を定めようとするときは、あらかじめ、医道審議会の意見を聴かなければならない。

  2　文部科学大臣又は厚生労働大臣は、第十一条第一号若しくは第二号又は前条第一号若しくは第二号に規定する基準を定めようとするときは、あらかじめ、医道審議会の意見を聴かなければならない。

（不正行為の禁止）

第十三条　理学療法士国家試験又は作業療法士国家試験に関して不正の行為があつた場合には、その不正行為に関係のある者について、その受験を停止させ、又はその試験を無効とすることができる。この場合においては、なお、その者について、期間を定めて理学療法士国家試験又は作業療法士国家試験を受けることを許さないことができる。

（政令及び厚生労働省令への委任）

第十四条　この章に規定するもののほか、第十一条第一号及び第二号の学校又は理学療法士養成施設の指定並びに第十二条第一号及び第二号の学校又は作業療法士養成施設の指定に関し必要な事項は政令で、理学療法士国家試験又は作業療法士国家試験の科目、受験手続、受験手数料その他試験に関し必要な事項は厚生労働省令で定める。

第四章　業務等

（業務）

第十五条　理学療法士又は作業療法士は、保健師助産師看護師法（昭和二十三年法律第二百三号）第三十一条第一項及び第三十二条の規定にかかわらず、診療の補助として理学療法又は作業療法を行なうことを業とすることができる。

  2　理学療法士が、病院若しくは診療所において、又は医師の具体的な指示を受けて、理学療法として行なうマツサージについては、あん摩マツサージ指圧師、はり師、きゆう師等に関する法律（昭和二十二年法律第二百十七号）第一条の規定は、適用しない。

  3　前二項の規定は、第七条第一項の規定により理学療法士又は作業療法士の名称の使用の停止を命ぜられている者については、適用しない。

（秘密を守る義務）

第十六条　理学療法士又は作業療法士は、正当な理由がある場合を除き、その業務上知り得た人の秘密を他に漏らしてはならない。理学療法士又は作業療法士でなくなつた後においても、同様とする。

（名称の使用制限）

第十七条　理学療法士でない者は、理学療法士という名称又は機能療法士その他理学療法士にまぎらわしい名称を使用してはならない。

 2 作業療法士でない者は、作業療法士という名称又は職能療法士その他作業療法士にまぎらわしい名称を使用してはならない。

（権限の委任）

第十七条の二 この法律に規定する厚生労働大臣の権限は、厚生労働省令で定めるところにより、地方厚生局長に委任することができる。

 2 前項の規定により地方厚生局長に委任された権限は、厚生労働省令で定めるところにより、地方厚生支局長に委任することができる。

第五章 理学療法士作業療法士試験委員

（理学療法士作業療法士試験委員）

第十八条 理学療法士国家試験及び作業療法士国家試験に関する事務をつかさどらせるため、厚生労働省に理学療法士作業療法士試験委員を置く。

 2 理学療法士作業療法士試験委員に関し必要な事項は、政令で定める。

（試験事務担当者の不正行為の禁止）

第十九条 理学療法士作業療法士試験委員その他理学療法士国家試験又は作業療法士国家試験に関する事務をつかさどる者は、その事務の施行に当たつて厳正を保持し、不正の行為がないようにしなければならない。

第六章 罰則

第二十条 前条の規定に違反して、故意若しくは重大な過失により事前に試験問題を漏らし、又は故意に不正の採点をした者は、一年以下の懲役又は五十万円以下の罰金に処する。

第二十一条 第十六条の規定に違反した者は、五十万円以下の罰金に処する。

 2 前項の罪は、告訴がなければ公訴を提起することができない。

第二十二条 次の各号のいずれかに該当する者は、三十万円以下の罰金に処する。

 一 第七条第一項の規定により理学療法士又は作業療法士の名称の使用の停止を命ぜられた者で、当該停止を命ぜられた期間中に、理学療法士又は作業療法士の名称を使用したもの

 二 第十七条の規定に違反した者

 附 則 省略

● 理学療法士及び作業療法士法施行令（抜粋）

（昭和四十年十月一日政令第三百二十七号）

最終改正：令和四年二月九日政令第三九号

　内閣は、理学療法士及び作業療法士法（昭和四十年法律第百三十七号）第八条及び附則第四項第一号の規定に基づき、この政令を制定する。

（免許の申請）

　第一条　理学療法士又は作業療法士の免許を受けようとする者は、申請書に厚生労働省令で定める書類を添え、住所地の都道府県知事を経由して、これを厚生労働大臣に提出しなければならない。

（名簿の登録事項）

　第二条　理学療法士名簿又は作業療法士名簿には、次に掲げる事項を登録する。

　一　登録番号及び登録年月日

　二　本籍地都道府県名（日本の国籍を有しない者については、その国籍）、氏名、生年月日及び性別

　三　理学療法士国家試験又は作業療法士国家試験合格の年月（理学療法士及び作業療法士法（以下「法」という。）附則第二項の規定により理学療法士又は作業療法士の免許を受けた者については、外国で理学療法士の免許に相当する免許又は作業療法士の免許に相当する免許を受けた年月）

　四　免許の取消し又は名称の使用の停止の処分に関する事項

　五　前各号に掲げるもののほか、厚生労働大臣の定める事項の消除を申請する者についても、同様とする。

　2　理学療法士又は作業療法士は、免許を取り消されたときは、五日以内に、住所地の都道府県知事を経由して、免許証を厚生労働大臣に返納しなければならない。

（省令への委任）

　第八条　前各条に定めるもののほか、申請書及び免許証の様式その他理学療法士又は作業療法士の免許に関して必要な事項は、厚生労働省令で定める。

（学校又は養成施設の指定）

　第九条　行政庁は、法第十一条第一号若しくは第二号若しくは第十二条第一号若しくは第二号に規定する学校又は法第十一条第一号若しくは第二号に規定する理学療法士養成施設若しくは法第十二条第一号若しくは第二号に規定する作業療法士養成施設（以下「学校養成施設」と

いう。）の指定を行う場合には、入学又は入所の資格、修業年限、教育の内容その他の事項に関し主務省令で定める基準に従い、行うものとする。

2　都道府県知事は、前項の規定により理学療法士養成施設又は作業療法士養成施設の指定をしたときは、遅滞なく、当該養成施設の名称及び位置、指定をした年月日その他の主務省令で定める事項を厚生労働大臣に報告するものとする。

（指定の申請）

第十条　前条第一項の学校養成施設の指定を受けようとするときは、その設置者は、申請書を、行政庁に提出しなければならない。

（変更の承認又は届出）

第十一条　第九条第一項の指定を受けた学校養成施設（以下「指定学校養成施設」という。）の設置者は、主務省令で定める事項を変更しようとするときは、行政庁に申請し、その承認を受けなければならない。

2　指定学校養成施設の設置者は、主務省令で定める事項に変更があつたときは、その日から一月以内に、行政庁に届け出なければならない。

3　都道府県知事は、第一項の規定により、第九条第一項の指定を受けた理学療法士養成施設又は作業療法士養成施設（以下この項及び第十四条第二項において「指定養成施設」という。）の変更の承認をしたとき、又は前項の規定により指定養成施設の変更の届出を受理したときは、主務省令で定めるところにより、当該変更の承認又は届出に係る事項を厚生労働大臣に報告するものとする。

（報告）

第十二条　指定学校養成施設の設置者は、毎学年度開始後二月以内に、主務省令で定める事項を、行政庁に報告しなければならない。

2　都道府県知事は、前項の規定により報告を受けたときは、毎学年度開始後四月以内に、当該報告に係る事項（主務省令で定めるものを除く。）を厚生労働大臣に報告するものとする。

（報告の徴収及び指示）

第十三条　行政庁は、指定学校養成施設につき必要があると認めるときは、その設置者又は長に対して報告を求めることができる。

2　行政庁は、第九条第一項に規定する主務省令で定める基準に照らして、指定学校養成施設の教育の内容、教育の方法、施設、設備その他の内容が適当でないと認めるときは、その設置者又は長に対して必要な指示をすることができる。

（指定の取消し）

第十四条　行政庁は、指定学校養成施設が第九条第一項に規定する主務省令で定める基準に適合しなくなつたと認めるとき、若しくはその設置者若しくは長が前条第二項の規定による指示に従わないとき、又は次条の規定による申請があつたときは、その指定を取り消すことができる。

2　都道府県知事は、前項の規定により指定養成施設の指定を取り消したときは、遅滞なく、当該指定養成施設の名称及び位置、指定を取り消した年月日その他の主務省令で定める事項を厚生労働大臣に報告するものとする。

（主務省令への委任）

第十七条　第九条から前条までに定めるもののほか、申請書の記載事項その他学校養成施設の指定に関して必要な事項は、主務省令で定める。

（主務大臣等）

第十八条　この政令における行政庁は、法第十一条第一号若しくは第二号又は第十二条第一号若しくは第二号の規定による学校の指定に関する事項については文部科学大臣とし、法第十一条第一号若しくは第二号の規定による理学療法士養成施設又は法第十二条第一号若しくは第二号の規定による作業療法士養成施設の指定に関する事項については都道府県知事とする。

2　この政令における主務省令は、文部科学省令・厚生労働省令とする。

（理学療法士作業療法士試験委員）

第十九条　理学療法士作業療法士試験委員（以下「委員」という。）は、理学療法士国家試験又は作業療法士国家試験を行なうについて必要な学識経験のある者のうちから、厚生労働大臣が任命する。

2　委員の数は、三十七人以内とする。

3　委員の任期は、二年とする。ただし、補欠の委員の任期は、前任者の残任期間とする。

4　委員は、非常勤とする。

附　則　省略

● 理学療法士及び作業療法士法施行規則　（抜粋）

（昭和四十年十月二十日厚生省令第四十七号）

最終改正：令和四年七月二八日厚生労働省令第一〇七号

理学療法士及び作業療法士法（昭和四十年法律第百三十七号）第十四条及び附則第四項から第六項まで並びに理学療法士及び作業療法士法施行令（昭和四十年政令第三百二十七号）第一条、第二条第五号、第六条第三項及び第八条の規定に基づき、理学療法士及び作業療法士法施行規則を次のように定める。

第一章　免許

（法第四条第三号の厚生労働省令で定める者）

第一条　理学療法士及び作業療法士法（昭和四十年法律第百三十七号。以下「法」という。）第四条第三号の厚生労働省令で定める者は、精神の機能の障害により理学療法士及び作業療法士の業務を適正に行うに当たって必要な認知、判断及び意思疎通を適切に行うことができない者とする。

（治療等の考慮）

第一条の二　厚生労働大臣は、理学療法士又は作業療法士の免許の申請を行った者が前条に規定する者に該当すると認める場合において、当該者に免許を与えるかどうかを決定するとき

は、当該者が現に受けている治療等により障害の程度が軽減している状況を考慮しなければならない。

（免許の申請手続）

第一条の三　理学療法士及び作業療法士法施行令（昭和四十年政令第三百二十七号。以下「令」という）第一条の理学療法士又は作業療法士の免許の申請書は、様式第一号によるものとする。

2　令第一条の規定により、前項の申請書に添えなければならない書類は、次のとおりとする。

一　戸籍の謄本若しくは抄本又は住民票の写し（住民基本台帳法（昭和四十二年法律第八十一号）第七条第五号に掲げる事項（出入国管理及び難民認定法（昭和二十六年政令第三百十九号）第十九条の三に規定する中長期在留者（以下「中長期在留者」という。）及び日本国との平和条約に基づき日本の国籍を離脱した者等の出入国管理に関する特例法（平成三年法律第七十一号）に定める特別永住者（以下「特別永住者」という。）にあつては住民基本台帳法第三十条の四十五に規定する国籍等）を記載したものに限る。第六条第二項において同じ。）（出入国管理及び難民認定法第十九条の三各号に掲げる者にあつては旅券その他の身分を証する書類の写し。第六条第二項において同じ。）

二　精神の機能の障害又は麻薬、大麻若しくはあへんの中毒者であるかないかに関する医師の診断書

三　法附則第二項の規定により理学療法士又は作業療法士の免許を受けようとする者であるときは、外国で理学療法士の免許に相当する免許又は作業療法士の免許に相当する免許を受けた者であることを証する書類

（名簿の登録事項）

第二条　令第二条第五号の規定により、同条第一号から第四号までに掲げる事項以外で理学療法士名簿又は作業療法士名簿に登録する事項は、次のとおりとする。

一　再免許の場合には、その旨

二　免許証を書換え交付し又は再交付した場合には、その旨並びにその理由及び年月日

三　登録の消除をした場合には、その旨並びにその理由及び年月日

第二章　試験

（試験科目）

第八条　理学療法士国家試験の科目は、次のとおりとする。

一　解剖学

二　生理学

三　運動学

四　病理学概論

五　臨床心理学

六　リハビリテーション医学（リハビリテーション概論を含む。）

七　臨床医学大要（人間発達学を含む。）

八　理学療法

2 略

附 則 省略

● 理学療法士作業療法士学校養成施設指定規則（抜粋）
（昭和四十一年三月三十日文部省・厚生省令第三号）

最終改正：令和四年九月三〇日文部科学省・厚生労働省令第三号

　理学療法士及び作業療法士法（昭和四十年法律第百三十七号）第十四条及び附則第六項の規定に基づき、理学療法士作業療法士学校養成施設指定規則を次のように定める。

（この省令の趣旨）

　第一条　理学療法士及び作業療法士法（昭和四十年法律第百三十七号。以下「法」という。）第十一条第一号若しくは第二号若しくは法第十二条第一号若しくは第二号の規定に基づく学校又は理学療法士養成施設若しくは作業療法士養成施設（以下「養成施設」という）の指定に関しては、理学療法士及び作業療法士法施行令（昭和四十年政令第三百二十七号。以下「令」という）に定めるもののほか、この省令の定めるところによる。

　2　前項の学校とは、学校教育法（昭和二十二年法律第二十六号）第一条に規定する学校及びこれに附設される同法第百二十四条に規定する専修学校又は同法第百三十四条第一項に規定する各種学校をいう。

（理学療法士に係る学校又は養成施設の指定基準学校又は養成施設の指定基準）

　第二条　法第十一条第一号の学校又は養成施設に係る令第九条第一項の主務省令で定める基準は、次のとおりとする。

　一　学校教育法第九十条第一項に規定する者（法第十一条第一号に規定する文部科学大臣の指定を受けようとする学校が大学である場合において、当該大学が学校教育法第九十条第二項の規定により当該大学に入学させた者を含む。）、旧中等学校令（昭和十八年勅令第三十六号）による中等学校を卒業した者又は附則第三項各号のいずれかに該当する者であることを入学又は入所の資格とするものであること。

　二　修業年限は、三年以上であること。

　三　教育の内容は、別表第一に定めるもの以上であること。

　四　別表第一に掲げる教育内容を教授するのに適当な数の教員を有し、かつ、そのうち六人（一学年に二学級以上を有する学校又は養成施設にあっては、一学級増すごとに三を加えた数）以上は理学療法士である専任教員であること。ただし、理学療法士である専任教員の数は、当該学校又は養成施設が設置された年度にあっては四人（一学年に二学級以上を有する学校又は養成施設にあっては、一学級増すごとに一を加えた数）、その翌年度にあっては五人（一学年に二学級以上を有する学校又は養成施設にあっては、一学級増すごとに二を加えた数）とすることができる。

　五　理学療法士である専任教員は、次に掲げる者のいずれかであること。ただし、当該専任教員が免許を受けた後五年以上理学療法に関する業務に従事した者であつて、学校教育法に

基づく大学（短期大学を除く。次条第一項第四号において「大学」という。）において教育学に関する科目を四単位以上修め、当該大学を卒業したもの又は免許を受けた後三年以上理学療法に関する業務に従事した者であつて、学校教育法に基づく大学院において教育学に関する科目を四単位以上修め、当該大学院の過程を修了したものである場合は、この限りでない。

  イ 免許を受けた後五年以上理学療法に関する業務に従事した者であつて、厚生労働大臣の指定する講習会を修了したもの

  ロ イに掲げる者と同等以上の知識及び技能を有する者

六 一学級の定員は、四十人以下であること。

七 同時に授業を行う学級の数を下らない数の普通教室を有すること。

八 適当な広さの実習室を有すること。

九 教育上必要な機械器具、標本、模型、図書及びその他の設備を有すること。

十 臨床実習を行うのに適当な病院、診療所その他の施設を実習施設として利用し得ること。

十一 実習施設における臨床実習について適当な実習指導者の指導が行われること。

十二 管理及び維持経営の方法が確実であること。

2 法第十一条第二号の学校又は養成施設に係る令第九条第一項の主務省令で定める基準は、次のとおりとする。

一 作業療法士その他法第十一条第二号の政令で定める者であることを入学又は入所の資格とするものであること。

二 修業年限は、二年以上であること。

三 教育の内容は、別表第一の二に定めるもの以上であること。

四 別表第一の二に掲げる教育内容を教授するのに適当な数の教員を有し、かつ、そのうち五人（一学年に二学級以上を有する学校又は養成施設にあっては、一学級増すごとに二を加えた数）以上は理学療法士である専任教員であること。ただし、理学療法士である専任教員の数は、当該学校又は養成施設が設置された年度にあっては四人（一学年に二学級以上を有する学校又は養成施設にあっては、一学級増すごとに一を加えた数）とすることができる。

五 前項第五号から第十二号までに該当するものであること。

（指定の申請書の記載事項等）

第四条 令第十条の申請書には、次に掲げる事項（地方公共団体（地方独立行政法人法（平成十五年法律第百十八号）第六十八条第一項に規定する公立大学法人を含む）の設置する学校又は養成施設にあっては、第十二号に掲げる事項を除く）を記載しなければならない。

一 設置者の住所及び氏名（法人にあっては、主たる事務所の所在地及び名称）

二 名称

三 位置

四 設置年月日

五 学則

六 長の氏名及び履歴

七 教員の氏名、履歴及び担当科目並びに専任又は兼任の別

八　校舎の各室の用途及び面積並びに建物の配置図及び平面図

九　教授用及び実習用の機械器具、標本、模型及び図書の目録

十　実習施設の名称、位置及び開設者の氏名（法人にあつては、名称）、当該施設における実習
　　用設備の概要並びに実習指導者の氏名及び履歴

十一実習施設における最近一年間の理学療法又は作業療法を受けた患者延数（施設別に記載する
　　こと。）

十二収支予算及び向こう二年間の財政計画

　2　令第十六条の規定により読み替えて適用する令第十条の書面には、前項第二号から第十一
　　号までに掲げる事項を記載しなければならない。

　3　第一項の申請書又は前項の書面には、実習施設における実習を承諾する旨の当該施設の開
　　設者の承諾書を添えなければならない。

附　則　省略

理学療法士の名称の使用等について

医政医発 1127 第 3 号
平成 25 年 11 月 27 日

各都道府県医務主管部（局）長　殿

厚生労働省医政局医事課長

　　　　　　理学療法士の名称の使用等について（通知）

　厚生労働省に設置されたチーム医療推進会議及びチーム医療推進方策検討ワーキンググループにおいて、本年6月から10月にかけて、医療関係団体から提出された医療関係職種の業務範囲の見直しに関する要望書について議論してきました。

　この要望書における要望の1つとして、理学療法士が、介護予防事業等において身体に障害のない者に対して転倒防止の指導等を行うときに、理学療法士の名称を使用することの可否や医師の指示の要否について、現場の解釈に混乱がある実態に鑑み、理学療法の対象に、「身体に障害のおそれのある者」を追加してほしい旨の要望がありました（別添1）。

　これに対しては、本年10月29日に開催された第20回チーム医療推進会議において別添2のような方針が決定されたところですが、このような議論があったことを踏まえ、理学療法士の名称の使用等について、下記の事項を周知することとしましたので、その内容について十分御了知の上、関係者、関係団体等に対し周知徹底を図っていただきますようお願い申し上げます。

　　　　　　　　　　　　　　　　記

　理学療法士が、介護予防事業等において、身体に障害のない者に対して、転倒防止の指導等の診療の補助に該当しない範囲の業務を行うことがあるが、このように理学療法以外の業務を行うときであっても、「理学療法士」という名称を使用することは何ら問題ないこと。

　また、このような診療の補助に該当しない範囲の業務を行うときは、医師の指示は不要であること。

理学療法白書 2023

発　行	2024年2月29日　第1版第1刷©
編　集	公益社団法人 日本理学療法士協会
発行者	斉藤秀之
発行所	公益社団法人 日本理学療法士協会
	〒106-0032　東京都港区六本木七丁目11番10号
	TEL 03-5843-1747　FAX 03-5843-1748
発　売	株式会社 三輪書店
	〒113-0033　東京都文京区本郷 6-17-9 本郷綱ビル
	TEL 03-3816-7796　FAX 03-3816-7756
	http://www.miwapubl.com/
印刷所	シナノ印刷株式会社